XIANDAI XINXUEGUAN JIBING ZHENZHI
现代心血管疾病诊治

刘琛琛　编著

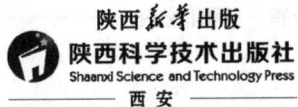

陕西新华出版

陕西科学技术出版社
Shaanxi Science and Technology Press

—— 西安 ——

图书在版编目（CIP）数据

现代心血管疾病诊治 / 刘琛琛编著. -- 西安：陕
西科学技术出版社，2024.9. -- ISBN 978-7-5369-9032-
6

Ⅰ. R54

中国国家版本馆CIP数据核字第2024U7G862号

现代心血管疾病诊治

刘琛琛　编著

责任编辑	高　曼
封面设计	宗　宁

出 版 者　陕西科学技术出版社

西安市曲江新区登高路1388号陕西新华出版传媒产业大厦B座

电话（029）81205187　传真（029）81205155　邮编710061

http//www.snstp.com

发 行 者　陕西科学技术出版社

电话（029）81205180 81206809

印　　刷　陕西隆昌印刷有限公司

规　　格　710mm×1000mm　16开

印　　张　12.75

字　　数　218千字

版　　次　2024年9月第1版

2024年9月第1次印刷

书　　号　ISBN 978-7-5369-9032-6

定　　价　88.00元

作者简介

刘琛琛 主治医师，毕业于山东第二医科大学临床医学专业，就职于山东省淄博市中医医院心血管病科，兼任淄博市中西医结合学会介入心脏病专业委员会委员、淄博市医学会心电生理和起搏专业委员会委员。曾至山东大学齐鲁医院心血管内科进修学习，擅长冠心病、心绞痛、心肌梗死、高血压、高血脂症、心肌病、心律失常、心力衰竭等心血管常见疾病的诊断与治疗，对阵发性室上性心动过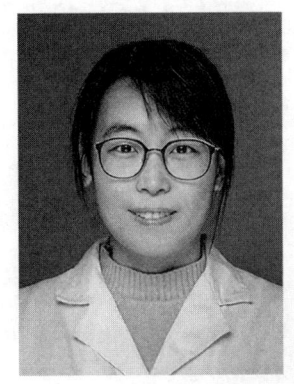速、房性心动过速、室性期前收缩等心律失常的心脏射频消融术及心脏起搏器植入有较深的研究。2019年获得淄博市"技能标兵""巾帼技能标兵""青年岗位能手"称号，2020年获得淄博市"优秀第一村医""中医医院优秀医师"称号，2021年获得美国心脏协会颁发的BLS急救证书，2022年获得山东第一医科大学第一附属医院医联媒体急救技能大比武"成人心肺复苏"第二名。

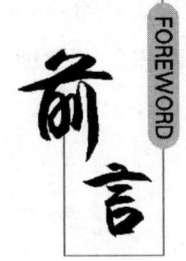

前言 FOREWORD

　　心血管疾病是目前世界上发病率极高的慢性非传染性疾病。近年来，虽然心血管疾病的基础研究和临床研究取得了很大进步，但在社会飞速发展、人口老龄化及不健康的生活方式盛行等因素的影响下，我国心血管疾病的发病率和患者死亡率仍居高不下。因此，心血管疾病的诊治始终是医学领域研究的重点内容。

　　不同心血管疾病患者之间存在个体差异，所以相关医务工作者应不断提高心血管疾病的诊治水平，在遵循心血管疾病普遍规律的同时还要注意个体的特殊性。为进一步提高临床医师诊断心血管疾病的准确性，同时强化其对治疗技术的运用，编者特结合自身工作经验，参考前沿的心血管疾病相关研究成果，编写了本书。

　　本书以心血管疾病为主题，围绕其诊断与治疗展开叙述。首先对心血管疾病的风险评估与危险因素干预进行简述；接着介绍包括心电图、心脏电生理检查、分子生物学检验及影像学检查在内的辅助检查技术，重点阐述其在心血管疾病诊断中的临床应用；然后介绍了心血管疾病的中医特色疗法，包括常用药物与其他疗法；最后对常见心血管疾病的临床诊治进行阐述，内容涵盖心律失常、冠心病、心力衰竭、高脂血症、高血压，以及感染性心内膜炎。本书内容详实、结构清晰，集科学性与实用性于一体，

1

可供广大心血管内科医师参考使用。

由于编写时间与编者水平有限,书中存在疏漏在所难免,恳请广大读者提出宝贵意见和建议,以便修订。

刘琛琛

山东省淄博市中医医院

2023 年 12 月

第一章
心血管疾病的风险评估与危险因素干预

第一节 风险评估

一、心血管疾病总体风险

心血管疾病总体风险是指根据多个心血管疾病危险因素的水平和组合来评估个体在未来一段时间内发生心血管疾病的概率,可分为短期风险和长期风险。短期风险一般指 10 年风险,长期风险一般指 15～30 年或终生风险。通过评估心血管疾病总体风险,进行风险分层,进而针对不同风险水平的对象,制订相应的综合治疗或心血管疾病危险因素管理方案,降低心血管疾病总体风险。

目前,心血管疾病总体风险评估和分层已被广泛采用,指导临床实践和人群防治工作。我国学者利用中国动脉粥样硬化性心血管疾病风险预测研究随访的大样本队列数据,建立了用于心血管疾病 10 年风险和终生风险评估的 China-PAR 模型,并提出了适合国人的风险分层标准。

二、评估流程

(一)指标采集

China-PAR 风险评估模型,需纳入患者的性别、年龄、现居住地、地域、腰围、总胆固醇、高密度脂蛋白胆固醇、当前血压水平、是否服用降压药、是否患有糖尿病、现在是否吸烟,以及是否有心血管疾病家族史等信息。

China-PAR 风险评估模型中没有纳入体重指数(body mass index,BMI)是因为腰围指标对心血管疾病发生的预测效果更好。在体重管理中,保持 BMI 和腰围在正常范围,均是体重管理的重要目标。

(二)风险评估

心血管疾病总体风险评估分为心血管疾病 10 年风险评估和终生风险评估

2个部分。心血管疾病10年风险指个体在10年内首次发生心血管疾病的风险，心血管疾病终生风险指个体终生(至85岁)首次发生心血管疾病的风险。

首先，对20岁及以上没有心血管疾病的个体进行心血管疾病10年风险评估，并进行10年风险分层。心血管疾病10年风险≥10.0%视为心血管疾病高危，5.0%～9.9%视为中危，＜5.0%为低危。对于高危个体，应强化不良生活方式的干预，如戒烟、控制体重、增加身体活动等，同时对需要起始药物治疗的危险因素，在临床医师指导下进行药物治疗，必要时进行心脏超声、颈动脉超声等影像学检查，进一步评估心血管疾病的风险；对于中危个体，应积极改变不良生活方式，如有必要可以在临床医师指导下进行相关治疗；对于低危个体，需提供健康生活方式指导以保持低危水平。

然后，对于年龄在20～59岁且10年风险为低危、中危的个体，还应进行心血管疾病终生风险评估。终生风险＜32.8%，视为终生风险低危；终生风险≥32.8%，视为终生风险高危。对于终生风险高危个体，还需警惕并积极改善生活方式，以早期预防心血管疾病。合并心血管疾病的患者已属于极高危个体，需进行临床治疗和管理，不再进行风险评估。

三、10年风险评估

个体心血管疾病发病风险的量化评估，需要以长期前瞻性随访的队列人群研究为基础。通过基线调查获得的心血管疾病危险因素信息和随访获得的发病和死亡数据资料，建立用于个体未来10年心血管疾病发病风险预测的数学模型，并在此基础上计算不同危险因素水平及其组合的平均发病风险。

China-PAR研究整合了覆盖我国南北方、城乡地区最新的中国人群前瞻性队列研究随访数据，总样本超过12.7万人，最长随访超过23年。在参考既往心血管疾病风险预测模型的基础上，借助数学模型可以分性别预测个体心血管疾病的10年发病风险。该模型不仅纳入了年龄、收缩压、总胆固醇、高密度脂蛋白胆固醇数据，吸烟、糖尿病，以及是否降压治疗等传统危险因素，而且将腰围、居住地、心血管疾病家族史，以及相关危险因素的交互作用纳入了10年风险预测模型，进行内部验证和独立样本的外部验证。另外，有学者在北方农村居民对China-PAR模型进行了独立验证，进一步证明了该模型对中国人群具有更好的风险预测效能，体现了该模型在国人风险评估和预防实践中的应用价值。

应用China-PAR模型定量评估个体心血管疾病10年发病风险，有助于在人群中具体地识别高、中、低风险对象，并采取相应的个体干预措施，促进预防心血管疾病的"高危人群策略"的实施。

四、终生风险评估

在心血管疾病短期风险评估中，年龄是最重要的危险因素。年轻个体或者危险因素水平轻度升高的个体，心血管疾病 10 年风险通常处于低危、中危水平。而仅评估 10 年风险不足以指导长期或者终生心血管疾病预防和管理，所以心血管疾病终生风险评估已成为 10 年风险评估的重要补充。

尽管目前终生风险评估并不能直接用于指导药物治疗和临床决策，但是对于指导生活方式干预、促进生活方式改善，以及维持健康的生活方式具有重要作用，进而有利于心血管疾病的早期预防和危险因素的长期管理，尤其有利于 10 年风险低危、中危人群的心血管疾病早期预防。

五、等级划分

(一)10 年风险分层

通过心血管疾病风险评估继而进行心血管疾病风险分层，是确定高血压、血脂异常，以及糖代谢异常等心血管疾病危险因素治疗策略的前提。根据个体的心血管疾病总体风险分层可决定治疗的起始值和目标水平。

个体心血管疾病风险分层的划分不是绝对的，风险分层的切点在不同国家和地区、不同评估模型中也不相同。在 China-PAR 模型 10 年风险评估中，结合我国既往心血管疾病领域相关指南中关于风险分层的划分，以及风险预测的实用性和简便性，10 年心血管疾病发病风险≥10.0% 可视为心血管疾病高危个体，发病风险为 5.0%～9.9% 可视为中危个体，低于 5.0% 可视为低危个体。

人群中心血管疾病的风险值是连续分布的，并没有绝对的切点值，不能简单地认为超过切点值就符合用药指征或应该启动某种治疗措施。当低于此切点值时，也不能认为某些生活方式指导就没有必要。从心血管健康管理或临床治疗的角度，定义适当的切点值或进行风险分层，主要是便于发现心血管疾病高风险的个体，使个体能相对准确而及时地获知心血管疾病风险，对不同风险的个体推荐不同强度的生活方式干预或药物治疗，合理利用公共卫生资源，使干预的获益最大。

(二)终生风险分层

对于一级预防而言，个体 80 岁前(自 50 岁起)发生心血管疾病的危险水平可被分为高危(≥45%)、较高危(30%～44%)、中危(15%～29%)和低危

（<15％）。终生风险评估对于患者或者有危险因素的中年、青年进行健康宣教、开展生活方式干预仍然具有十分重要的意义。

China-PAR 模型可以通过与同年龄且危险因素处于理想水平的个体对比，评价其终生风险的高低。利用该队列人群终生风险的第 90％分位数作为终生风险是否高危的划分标准，即终生风险≥32.8％为高危，否则为低危。

第二节　危险因素干预

一、生活方式干预

（一）膳食营养

平衡膳食能够满足人体正常生理活动的营养需要并促进健康、预防疾病。如果膳食结构不合理，会通过对心血管疾病危险因素的作用，影响心血管疾病的发生和发展。

1.食物多样和能量平衡

食物多样是平衡膳食模式的基本原则，人体每天摄入的膳食应包括谷薯类、蔬菜水果类、畜禽鱼蛋奶类、大豆坚果类等食物。同时，应注意每餐食不过量，控制总能量摄入，通过饮食和运动保持能量平衡。

2.限制钠盐摄入

通过低盐、高盐和高盐补钾阶段各 7 天的干预研究表明，老年人、女性、血压偏高者、代谢综合征患者对膳食中钠盐的摄入量更为敏感。减少膳食钠盐的摄入不仅可预防高血压，而且是降低心血管疾病发病和死亡风险的重要手段。我国居民食盐摄入量的 70％～80％来源于家庭烹制食物，约 20％来自市场上销售的含盐加工食品。日常生活中应注意烹饪时少放盐，控制烹调时和餐桌上的用盐量。另外，我国成年人膳食钾摄入不足、钠钾比偏高，因此可食用富含钾的食物以增加钾的摄入量，尤其是新鲜的蔬菜和水果，如菌类、山药、马铃薯等。还可以选择"低钠盐"饮食，以达到限盐补钾的双重作用。

3.蔬菜水果

许多研究提示蔬菜水果的摄入对心血管有保护作用，每天摄入 200 g 蔬菜和水果可以降低心血管疾病、癌症的发生风险和全因死亡概率。膳食指南推荐应保证每天摄入 300～500 g 蔬菜,深色蔬菜应占 1/2,另外需每天摄入 200～350 g 新鲜水果,并且果汁不能代替鲜果。

4. 鱼类

鱼类对心血管的保护作用主要归因于鱼肉中 Ω-3 脂肪酸的含量,而且鱼肉还富含优质蛋白质,且饱和脂肪含量较低。一项荟萃分析显示,与最低鱼类摄取量相比,每周吃鱼 1 次、2～4 次和超过 5 次者的冠心病死亡风险分别下降 16%、21% 和 17%。因此,建议心血管疾病高危人群适量食用鱼肉。

5. 豆类和豆制品

豆类中含有丰富的蛋白质、纤维素、钾、钙等,大豆蛋白有降低血压的作用。因此,食用大豆或豆制品有助于降低冠心病、脑卒中的发病风险。

6. 脂肪和脂肪酸

血液中的脂肪酸主要来源于膳食脂肪的消化吸收,主要分为饱和脂肪酸、单不饱和脂肪酸和多不饱和脂肪酸。

饱和脂肪酸被认为与动脉粥样硬化形成呈正相关,猪肉、牛肉、羊肉相对于禽类和鱼肉的脂肪含量高,且多为饱和脂肪酸。

不饱和脂肪酸包括单不饱和脂肪酸和多不饱和脂肪酸。单不饱和脂肪酸有油酸等,多存在于茶油、橄榄油、菜籽油中。多不饱和脂肪酸有亚油酸、亚麻酸、花生四烯酸等,主要包括 Ω-6 系列和 Ω-3 系列。Ω-6 多不饱和脂肪酸多存在于葵花籽油、玉米油和豆油中。Ω-3 多不饱和脂肪酸在人体不能合成,可由鱼肉和鱼油直接供给。增加 Ω-3 多不饱和脂肪酸摄入对死亡率或心血管健康几乎没有影响,但研究显示,鱼油的重要组分之一的二十碳五烯酸制剂能够降低心血管事件风险。

7. 膳食胆固醇

膳食胆固醇主要来源于肥肉、鸡蛋、内脏等动物性食物,血液中总胆固醇水平和低密度脂蛋白胆固醇水平升高是心血管疾病发病甚至死亡的重要危险因素。尽管血液中的胆固醇来自外源性食物中胆固醇吸收和体内胆固醇合成 2 条途径,但是有研究表明膳食胆固醇摄入的增加与血液总胆固醇水平的升高存在关联。为预防心血管疾病,对一般人群每天膳食胆固醇的摄入不宜过多,对高胆固醇血症和心血管疾病高危人群,建议每天膳食胆固醇的摄入应低于 300 mg。

(二)控制体重

超重与肥胖,包括以腹部脂肪堆积为特征的中心性肥胖,是心血管疾病和代谢性疾病的潜在危险因素。

1.超重与肥胖的界定

$$BMI＝体重(kg)÷身高^2(m^2)$$

BMI 通常反映全身肥胖程度，$18.5 \text{ kg/m}^2 \leq BMI < 24.0 \text{ kg/m}^2$ 为正常，$24.0 \text{ kg/m}^2 \leq BMI < 28.0 \text{ kg/m}^2$ 为超重，$BMI \geq 28.0 \text{ kg/m}^2$ 为肥胖。

腰围是指水平站立位时，脐上 1 cm 处水平面腹部周径的大小。体脂储藏在腹部比皮下脂肪带来的心血管疾病风险更高，测量腰围是反映腹部脂肪堆积的简便方法。我国成人腰围的分类：男性正常范围为 ＜85 cm，女性正常范围为 ＜80 cm。85 cm≤男性腰围＜90 cm、80 cm≤女性腰围＜85 cm 为中心性肥胖前期，男性腰围≥90 cm、女性腰围≥85 cm 为中心性肥胖。

2.减重目标和方法

减重可明显降低超重或肥胖者的心血管疾病危险因素水平，使其罹患心血管疾病的风险降低。研究表明，保持 $BMI < 25.0 \text{ kg/m}^2$ 可减少成年人 5.0% 的心血管疾病发病，但 BMI 水平并非降得越低越好，体重过轻的成年人全因死亡率也显著升高，提示体重保持在正常范围为宜。

对于超重或肥胖个体，首次筛查应该明确有无内分泌疾病和可能引起继发性肥胖的因素，如下丘脑/垂体感染、肿瘤、创伤、皮质醇增多症、甲状腺或性腺功能减退、胰岛素瘤等。明确是否存在其他临床风险，如糖尿病、心血管疾病、睡眠呼吸暂停综合征等。如合并以上情况请咨询专科医师，并积极治疗原发病及相应危险因素。

对于超重肥胖个体，应考虑个体化的干预和治疗措施，一般干预原则包括饮食控制、增加运动、健康教育，以及心理治疗等。对于采取上述原则干预 6 个月无效的肥胖者，可以考虑给予药物辅助治疗。对于 $BMI \geq 35.0 \text{ kg/m}^2$、存在危险因素或严重并发症的个体，可考虑手术治疗。

(三)增加身体活动

1.增加身体活动的获益

增加身体活动在短期内就可以获得明显的健康收益，如减轻焦虑情绪、改善睡眠、降低血压等。坚持规律的身体活动可以改善心肺功能、增加肌肉强度，并可在各年龄组人群中减少 20%～30% 的全因死亡和心血管疾病死亡。心血管健康与身体活动的强度、频度、持续时间和活动总量之间存在显著关联，研究表明，保持每周≥150 分钟的中等强度身体活动或每周≥75 分钟的高强度身体活动可减少成年人 1.4% 的心血管疾病发病。同时，增加运动、减少久坐几乎对所有人都适用，即使少量增加身体活动也能带来健康获益。

2.增加身体活动的目标和方法

成年人身体活动的基本目标是增加运动、减少久坐。对习惯久坐的成年人来说,即使少量的中度或高强度身体活动也能带来健康获益。医护人员或运动专家可以指导个人根据自身情况设置合适的身体活动水平,并告知不活动的危害,推荐适宜的活动类型,最好能与日常生活方式相结合,以便能坚持长期进行。

推荐成年人每天进行至少 30 分钟中等强度的身体活动,每周进行 5 天;或每天进行 15 分钟,每周进行 5 天高强度的身体活动;或两者组合,每阶段的运动至少持续 10 分钟。65 岁及以上老年人,如因健康状况不能达到所推荐的身体活动水平,则应尽可能在身体条件允许的情况下适度地进行身体活动,仍能带来健康获益。老年人的身体活动方式,除有氧运动和力量锻炼外还应注意平衡性训练,预防跌倒的发生。另外,对于慢性病患者或残疾人,应在医护人员或运动专家指导下,根据身体状况坚持进行身体活动,避免久坐不动。

(四)控制吸烟

研究表明,吸烟可增加冠心病、脑卒中等心血管疾病发病和死亡风险,呈剂量反应关系,并且被动吸烟也可增加心血管疾病风险。电子烟同样危害公共健康,不得向非吸烟者和青少年推广,应最大程度减少因电子烟的使用所致的健康危害,并避免被动吸入电子烟的烟雾。

戒烟可使冠心病、脑卒中的发病风险及男性全因死亡风险降低,不吸烟或戒烟可在成年人中降低 3.6% 的心血管疾病发病率。戒烟时间越长获益越多,即使 50 岁以后开始戒烟仍然可降低吸烟者 38% 的烟草相关疾病的死亡风险。

控烟是人群慢性病防治的有效措施之一。首先,应从预防青少年吸烟做起,大力开展宣传教育,使青少年能够深刻认识烟草对健康的危害;其次,发挥医疗服务机构的主导作用,督导吸烟者戒烟,提高其戒烟意愿,强化戒烟信心和决心,掌握戒烟方法,必要时进行药物治疗和随访,同时还需要获得吸烟者家属及朋友的配合,防止复吸;最后,政府应制定有效的控烟法规,加大宣传和执法力度,全面控烟,减少被动吸烟,为公众创造良好的无烟环境。

(五)限制饮酒

饮酒与心血管疾病之间的关系复杂,适量饮酒可使体内高密度脂蛋白胆固醇、载脂蛋白 A1,以及脂联素水平升高,并可降低纤维蛋白原水平,减轻动脉粥样硬化和心血管事件的发生。饮酒过多可使血压升高、增加脑卒中发病和死亡风险。

世界卫生组织提出,安全饮酒限度为男性每天不超过 40 g、女性每天不超过 20 g。中国营养学会根据中国人的饮酒习惯和体质特点提出每天饮酒的摄入量是成年男性不超过 25 g,成年女性不超过 15 g。饮酒还与多种健康风险相关,如神经精神障碍疾病、肝硬化、急慢性胰腺炎、癌症、糖尿病等。同时,饮酒可能带来自控力下降、成瘾性和相关社会问题,可能引发的危害远超潜在的心血管健康获益。

二、血压的管理

(一)血压的测量

规范测量血压是评估血压水平、诊断高血压,以及观察降压疗效的主要手段,成年人应定期测量血压,以提高高血压的知晓率和达标率。鼓励进行家庭自测血压,结合诊室血压、家庭自测血压,以及动态血压监测,有助于识别人群中的白大衣高血压及隐匿性高血压,以便正确诊断,防止误诊漏诊。

(二)互联网＋血压管理

随着可穿戴式医疗设备的开发应用,利用互联网技术,可将所测血压值随时随地上传至医师手机或电脑中,可明显提高对血压的监测和管理效果。

(三)治疗目标

一般高血压患者如无其他伴发或并发症,其血压应控制在＜18.7/12.0 kPa(140/90 mmHg)。糖尿病患者血压应控制在＜17.3/10.7 kPa(130/80 mmHg),65～79 岁高血压患者如可耐受血压应控制在＜18.7/12.0 kPa(140/90 mmHg),80 岁以上者血压应控制在＜20.0/12.0 kPa(150/90 mmHg)。

(四)药物治疗原则

药物治疗原则主要包括小剂量起始、尽量选择长效药物、联合使用不同作用机制的药物和个体化治疗。常用的降压药物包括钙通道阻滞剂、血管紧张素转换酶抑制剂、血管紧张素 II 受体拮抗剂、利尿剂,以及 β 受体阻滞剂。降压治疗的获益主要来自血压下降本身,所以血压下降优先于药物种类的选择。因此,以上五大类降压药及复方制剂均可作为高血压初始或维持治疗的选择。联合用药是高血压药物治疗的基本原则,优选的联合治疗方案包括肾素-血管紧张素系统抑制剂与利尿剂、肾素-血管紧张素系统抑制剂与钙通道阻滞剂、利尿剂与钙通道阻滞剂、β 受体阻滞剂与钙通道阻滞剂等。

(五)生活方式干预

生活方式干预是预防成年人血压升高和治疗成人轻度高血压的有效手段,建议对于血压水平高于 17.3/10.7 kPa(130/80 mmHg)的个体进行生活方式干预。生活方式干预包括减少钠盐摄入,食盐摄入量应<6 g/d;控制体重、增加身体活动,通过规律运动和限制总热量摄入,控制腰围(男性<90 cm、女性<85 cm),或 BMI<24.0 kg/m²;戒烟限酒;保持心理平衡,减轻精神压力。高血压伴同型半胱氨酸水平升高者应多吃新鲜蔬菜水果,必要时补充叶酸。

三、血脂的管理

(一)血脂控制目标

血脂异常的主要危害是增加了心血管疾病的发病风险,血脂紊乱与多个危险因素交互作用决定了个体的心血管疾病的总体风险。在心血管疾病的一级预防中,根据个体心血管疾病发病的危险程度决定治疗措施及血脂的干预目标,制订出个体化的综合治疗决策,从而最大程度降低患者心血管疾病的总体危险。总胆固醇和低密度脂蛋白胆固醇与心血管疾病风险呈正相关,降低低密度脂蛋白胆固醇水平可显著降低心血管疾病的风险,并具有剂量反应关系。因此,降低低密度脂蛋白胆固醇水平是调脂治疗的首要干预靶标。

(二)血脂异常防治措施

降胆固醇治疗的获益取决于初始风险水平,风险越高,绝对风险降低的获益越大。

1.生活方式干预

血脂异常明显受饮食、生活方式的影响,因此控制饮食和改善生活方式是治疗血脂异常的基础措施,并应长期坚持才能获得良好的临床获益。主要干预措施包括改善生活方式、合理膳食、控制总能量摄入、合理选择各种营养素、控制体重、戒烟限酒,以及坚持运动等。

2.药物治疗原则

一般情况下应根据个体心血管疾病的风险程度决定是否启动药物调脂治疗。在个体风险程度不明时,进行冠状动脉 CT 检查评价冠状动脉钙化积分有助于确定个体调脂治疗需求。

(1)调脂药物种类:调脂药物包括降低胆固醇的药物、降低甘油三酯的药物和新型调脂药。①降低胆固醇的药物:主要包括他汀类、胆固醇吸收抑制剂、普罗布考等。他汀类药物是目前调脂治疗的首选药物,适用于高胆固醇血症、混合性高脂血症和心血管疾病患者;胆固醇吸收抑制剂能有效抑制肠道内胆固醇的吸收,安全性和耐受性良好;普罗布考主要适用于高胆固醇血症,尤其是与他汀联合用于纯合子型家族性高胆固醇血症及黄色瘤患者,有减轻皮肤黄色瘤的作用,常见不良反应为胃肠道反应,极为少见的严重不良反应为 QT 间期延长。②降低甘油三酯的药物:如贝特类药物,主要降低血清甘油三酯水平和升高高密度脂蛋白胆固醇水平。③新型调脂药物:如依洛尤单抗,是我国首个获批上市的前蛋白转化酶枯草溶菌素 9 抑制剂,其特点为作用持续时间长,1 次用药疗效可持续 2~4 周,用于治疗成年人或 12 岁以上青少年,主要不良反应为鼻咽炎、头痛等;载脂蛋白 B100 合成抑制剂能够降低低密度脂蛋白胆固醇水平,可单独或与其他调脂药联合用于治疗纯合子型家族性高胆固醇血症,最常见的不良反应为注射部位反应,包括局部红疹、肿胀、瘙痒、疼痛;微粒体甘油三酯转移蛋白抑制剂主要用于治疗纯合子型家族性高胆固醇血症,可使低密度脂蛋白胆固醇水平降低约 40%,该药不良反应发生率较高,主要表现为转氨酶水平升高或脂肪肝。

(2)调脂药物应用原则。①适量、联合:中等强度的他汀类药物可作为血脂异常人群的常用药物,根据患者的治疗疗效和耐受情况,适当调整剂量。他汀类药物不耐受、低密度脂蛋白胆固醇水平不达标者或严重混合型高脂血症者应考虑联合应用不同作用机制的调脂药。他汀类药物与胆固醇吸收抑制剂联合应用,将分别影响胆固醇的合成和吸收,可产生良好的协同作用。患者经过最大耐受剂量他汀治疗后低密度脂蛋白胆固醇水平仍不达标,可加用胆固醇吸收抑制剂。高危个体经过最大耐受量他汀与胆固醇吸收抑制剂联合治疗后低密度脂蛋白胆固醇水平仍不达标,可加用前蛋白转化酶枯草溶菌素 9 抑制剂。但是,目前前蛋白转化酶枯草溶菌素 9 抑制剂存在长期安全性尚不明确,以及成本-效益比低的问题。②定期监测:服用调脂药物者,需要进行更严密的血脂、转氨酶和肌酸激酶水平定期监测。③长期坚持:按照医嘱长期服用调脂药物才能具有良好的效果。

3.血脂和酶类监测

患者尽早检出血脂异常并监测血脂水平的变化,规律的血脂监测可促进患者改变生活方式或提高药物治疗的依从性。开始调脂药物治疗前,应进行肝转氨酶和肌酸激酶基线值的检测,以识别少数有治疗禁忌证的个体。首次服用调脂药者,应在用药 6 周内复查血脂、肝转氨酶和肌酸激酶。如血脂未达标且无药物不良反应者,每 3 个月检测 1 次;如血脂达标且无药物不良反应,逐步改为每 6～12 个月复查 1 次;如治疗 3～6 个月后血脂未达标,则需调整调脂药物剂量、种类或联用不同作用机制的调脂药治疗。每当调整调脂药物种类或剂量时,都应在治疗 6 周内进行复查。由于他汀类药物治疗期间糖尿病的发生率增高,对于糖尿病发病风险高的个体,如肥胖、老年人、代谢综合征等,应当定期监测血糖或糖化血红蛋白水平,并进一步强化生活方式干预。

四、血糖的管理

(一)血糖管理目标

对大多数非妊娠成年 2 型糖尿病患者,糖化血红蛋白≥7％是启动临床治疗或需要调整治疗方案的重要判断标准。血糖控制目标应分层管理,对于新诊断、年轻、无并发症或未合并心血管疾病的 2 型糖尿病患者,建议及早采用强化血糖控制措施,在无低血糖或其他不良反应情况下糖化血红蛋白控制目标＜6.5％或尽可能接近正常,以降低糖尿病并发症的发生风险;对于病程较长、老年、有严重低血糖史、有显著的微血管或大血管并发症的 2 型糖尿病患者,应采取相对宽松的糖化血红蛋白目标,并且要注意预防低血糖,充分评估强化血糖控制的利弊得失。

患者处于糖尿病早期阶段时,严格控制糖化血红蛋白＜7％可以显著降低糖尿病微血管病变的发生风险,且强化血糖控制可以降低已经发生的早期糖尿病微血管病变进一步发展的风险,并在长期随访中发现能够降低心肌梗死的发病及死亡风险。

(二)糖尿病防治措施

1.生活方式干预

糖尿病是一种长期慢性疾病,持续的饮食控制和运动是预防和控制 2 型糖尿病的基本措施,应贯穿糖尿病治疗的始终。饮食控制包括对患者进行个体化营养评估、制订相应营养干预计划,并在一定时期内实施及监测;运动锻炼在 2 型糖尿病患者的综合管理中占重要地位,有助于控制血糖,减少心血管疾病危险因素,减轻体重;戒烟有助于改善代谢指标、降低血压和清蛋白尿,对糖尿病高危人群一级预防效果显著。

患者的日常生活方式和自我管理能力是糖尿病控制与否的关键之一。每位糖尿病患者一旦确诊即应接受糖尿病教育,教育的目标是使患者充分认识糖尿病,并且掌握糖尿病的自我管理技能。

2.药物治疗原则

在生活方式干预措施不能使血糖控制达标时,应及时采用药物治疗,降糖药物包括口服降糖药和注射降糖药。口服降糖药又分为以促进胰岛素分泌为主要作用的药物和通过其他机制降低血糖的药物,注射降糖药包括胰岛素和胰高血糖素样肽-1受体激动剂。

3.血糖及糖化血红蛋白监测

血糖监测有助于评估糖尿病患者糖代谢紊乱的程度,制订合理的降糖方案,反映降糖治疗的效果并指导治疗方案的调整。糖化血红蛋白已作为评估长期血糖控制状况的金标准,也是临床决定是否需要调整治疗方案的重要依据。

在开始治疗阶段,建议每3个月检测1次,一旦达到治疗目标可每6个月检查1次。在血红蛋白变异、糖化血红蛋白水平测定受到干扰,以及红细胞更新速度发生变化时,糖化血红蛋白检测具有潜在的局限性。世界卫生组织推荐,在条件具备的国家和地区采用糖化血红蛋白诊断糖尿病,诊断切点为糖化血红蛋白≥6.5%。在我国成年人中,糖化血红蛋白诊断糖尿病的最佳切点为6.2%～6.4%,以6.3%的依据为多。

4.综合防控

如果空腹血糖≥6.1 mmol/L或任意点血糖≥7.8 mmol/L,建议行口服葡萄糖耐量试验明确诊断。对糖尿病前期患者予以强化行为生活方式干预。糖尿病确诊后,至少应每年评估心血管疾病危险因素,评估的内容包括心血管疾病现病史及既往史、年龄、有无心血管危险因素、肾脏功能,以及是否有心律失常等。

五、抗血小板治疗

将阿司匹林作为心血管疾病一级预防措施最重要的原则是权衡获益和风险,主要取决于下列4个方面:出血风险、阿司匹林治疗依从性、基础心血管疾病发病风险,以及年龄。年龄≥70岁的无心血管疾病的老年个体服用小剂量阿司匹林并未显著降低心血管疾病风险,但是显著增加大出血风险。对于没有心血管疾病的个体,由于增加大出血的风险,不建议抗血小板治疗用于低危人群的一级预防。

(一)阿司匹林与心血管疾病一级预防

研究显示,在无心血管疾病的个体中,阿司匹林尽管能够使心血管事件的发病风险降低10%,但并没有减少心血管疾病的死亡和恶性肿瘤的死亡风险,并显著增加了出血风险。因此,阿司匹林用于心血管疾病的一级预防不适用于所有人群。

针对无冠心病或脑卒中病史的成年人群,低剂量阿司匹林用于心血管疾病的一级预防时,应综合评估个体的获益及风险,然后决定是否将阿司匹林用于一级预防。

(二)阿司匹林预防心血管疾病的剂量选择

研究显示,每天 75 mg 的治疗有效性与大剂量的疗效一致且出血风险低于大剂量治疗。在心血管疾病一级预防中低剂量阿司匹林仅在体重低于 70 kg 的人群中获益,在体重 70 kg 以上的人群中 300～325 mg 或者 500 mg 的大剂量阿司匹林可以获益。

医师和患者需要综合多方面的因素才能做出启用或继续阿司匹林治疗预防心血管疾病的决定,建议下列人群服用阿司匹林进行心血管疾病的一级预防。

(1)心血管疾病 10 年风险≥10.0%。

(2)糖尿病患者:年龄≥50 岁,伴有以下至少 1 项主要危险因素,早发心血管疾病家族史、高血压、吸烟、血脂异常或蛋白尿。

(3)高血压患者:血压<20.0/12.0 kPa(150/90 mmHg),伴有以下 3 项危险因素中的至少 2 项,吸烟、低高密度脂蛋白胆固醇、男性≥45 岁或女性≥55 岁。

(4)不符合以上条件者,同时具备以下 5 项危险因素中的至少 4 项,吸烟、男性≥45 岁或女性≥55 岁,早发心血管疾病家族史、肥胖、血脂异常。

辅助检查技术在心血管疾病中的应用

第一节 心 电 图

一、正常心电图及测量

(一)测量方法

1.心电图记录纸

(1)心电图纸为相隔 1 mm 的竖线和横线,竖线间代表时间,横线间代表电压。

(2)在描记心电图时,如果记录纸移动的速度为 25 mm/s,两细竖线之间相距为 1 mm,每 1 个小格为 0.04 秒,每 5 个小格为 0.20 秒。做心电图检查时必须先定标准电压,如果 1 mV 电压使描记笔向上移 10 个小格,则每小格为 0.1 mV,如上移 5 个小格,每小格为 0.2 mV。

2.各波及间期的测量

(1)时间测量:选择波形比较清晰的导联,从波形起始部的内线(凸面起点)量到波形终末部分的内缘(凸面终点)。

(2)电压测量:向上波,从等电位线上缘垂直量到波形的顶端;向下波,从等电位线下缘垂直量到波形的最低点。

(3)S-T 段测量:QRS 波群的终末部分与 S-T 段起始的交接点,称为 J 点,自 J 点后 0.04 秒处开始测量。当 S-T 段抬高,从等电位线上缘至 S-T 段上缘测量;S-T 段压低,则相反。

(4)心率测量。①计算法:心律整齐时,测 5 个 P-P 或 R-R 的间隔时间,求平均值。代入公式:心率=60/[P-P 或 R-R 间期(秒)]。②简易法:数 6 秒内的 P 波或 R 波的个数再乘 10,即为每分钟的心率数。

（5）心电轴测量：心电图分析中，常把心电轴分析作为一项指标，它对诊断心室肥厚、左前、左后分支传导阻滞等有一定帮助。可根据简易判断法分析电轴是否正常：根据Ⅰ和Ⅲ导联 QRS 波主波方向判断。Ⅰ导联主波向上，Ⅲ导联主波向下，提示心电轴左偏；Ⅰ导联主波向下，Ⅲ导联主波向上，提示心电轴右偏；Ⅰ导联主波向上，Ⅲ导联主波向上，提示心电轴正常。

（6）心脏转位：正常心电图，心室除极时 V_1、V_2 导联 QRS 波群呈 rS 型，$R/S<1$，V_5、V_6 导联 QRS 波群呈 qRs 型，$R/S>1$。V_3、V_4 导联探查电极位置相当于室间隔，R 与 S 波几乎相等，$R/S≈1$。将 $V_1 \sim V_5$ 排列起来看，R 波逐渐增高，S 波由深变浅。如心电图胸前导联 R 与 S 波比例不符合此规律，表明心脏可能有转位。例如 V_5 的 $R/S≤1$，说明右心室特征图形向左侧转，称顺钟向转位；相反，如 V_3 出现 qRs 波表示左心室图形转向中间，称逆钟向转位。

（二）各波、段的时间与电压的正常范围

典型心电图包括 5 个波（P 波、Q 波、R 波、S 波、T 波）、2 个平段（P-R 段、S-T 段），以及 2 个间期（P-R 间期、Q-T 间期）。

1.P 波

在 QRS 波之前；在Ⅱ、aVF、$V_4 \sim V_6$ 直立，aVR 倒置；时间<0.11 秒；肢体导联电压<0.25 mV，胸导联电压<0.15 mV；形态光滑呈圆钝形。

2.P-R 间期

P-R 间期由 P 波的起点测到 QRS 波的起点，这段时间包括窦房结激动后，引起心房的激动，通过房室交界区传到心室激动之前的一段时间，一般在Ⅱ导联上测量。与年龄、心率有关，成人正常范围是 0.12～0.20 秒。心率快的 P-R 间期短，心率慢的 P-R 间期稍长。

3.QRS 波群

（1）时间：成人正常范围 0.06～0.10 秒，测量一般选用 QRS 最宽大的导联或 V_3 导联测量。

（2）Q 波：在有小 q 波的导联上其宽度<0.04 秒。

（3）室壁激动时间（ventricular activation time，VAT）：指心室肌从心内膜到心外膜除极所花时间，以了解心室是否肥厚。右心室壁 VAT_{v1} 为 0.01～0.03 秒，左心室壁 VAT_{v5} 为 0.02～0.05 秒。

（4）电压：$R_{V1}<1.0$ mV，$R_{V5}<2.5$ mV，$S_{V1}<1.2$ mV，最深的<2.4 mV，$R_{V1}+S_{V5}<1.2$ mV，$R_{V5}+S_{V1}<3.5$ mV（女）或 4.0 mV（男），$R_{aVL}<1.2$ mV，

$R_{aVF} < 2.0$ mV，$R_{aVR} < 0.5$ mV。

在有小 q 波的导联上（V_5、Ⅰ、Ⅱ、AVL、AVF 等），q 波电压不应超过 1/4 R 波。若 3 个标准导联每个导联上的 R+S 电压<0.5 mV 或三者的总和<1.5 mV，称为低电压。

4.S-T 段

S-T 段代表心室肌细胞复极过程的第 1、2 相，由于此时电位变动速度慢、变动幅度小，基本上与心电图基线一致，正常不应偏高或偏低太多。在以 R 波为主的胸导联上 $V_4 \sim V_6$ 的 S-T 段，抬高≤0.1 mV，$V_1 \sim V_3$ 抬高<0.3 mV。任何一个胸壁导联，S-T 段压低不应>0.05 mV。在肢体导联上，S-T 段可能高出基线 0.1 mV，降低不应>0.05 mV。

5.T 波

T 波为心室的复极波，方向与主波方向一致，形态是上升支长，下降支短。在 R 波较高的导联上，T 波不应低于 R 波的 1/10。

6.Q-T 间期

Q-T 间期是从 QRS 波群的起始点量到 T 波的终点，最好选择一个 T 波较为高大、明显的导联来测量较为准确。Q-T 间期的长短与心率有关，心率较快时 Q-T 间期越短，心率慢则反之。

7.U 波

U 波与 T 波方向一致，高度低于同导联 T 波的 1/2。

二、异常心电图波形

（一）心房肥大

心房壁很薄，当腔内血容量增加或压力增大时，多表现为扩张而很少出现心房壁增厚，心电图表现在 P 波的形态、电压与时间的变化。窦房结位于右心房上腔静脉入口处侧壁的心内膜下，激动自右心房传至左心房，故 P 波的前 1/3 主要来源于右心房，后 1/3 来自左心房，而中 1/3 为左右心房的重叠。

1.左心房肥大

左心房扩大时 P 波终末部时间延长，从而使整个心房的除极时间，即 P 波时间相应延长，超过正常范围。导联Ⅰ、Ⅱ、aVL 可显示 P 波增宽，且呈"M"形双峰。因 P 波终末部向后，使 V_1、V_2 导联 P 波出现正负双相。

左心房肥大的心电图特征：P 波时间延长≥0.12 秒；P 波形态呈双峰，峰间距离>0.04 秒；呈正负双向，负向波>0.04 秒，深度>1 mm；Ptf-V_1 绝对值＞0.04 mm/s;P 波宽度与 P-R 段比值超过 1.6。

2.右心房肥大

右心房扩大时,除极时间虽较正常有所延长,但仍不致延长至左心房除极结束之后,整个心房除极时间不超过正常时。但 P 波电压增高表现为 P 波高耸。

右心房肥大心电图特征:P 波时间正常,P_{II}、P_{III}、P_{aVF} 电压高达 0.25 mV 以上,P_I 高达 0.15 mV 以上,P 波形态高尖。

(二)心室肥厚

左心室或右心室的心肌肥厚时,常不累及心脏的传导系统。左心室或右心室肥厚达到一定程度可在心电图上出现明显的特征,尤以胸导联的改变意义更大。由于一侧心室肌肥厚,必然会影响心脏除极的方向及大小,激动从心内膜传到心外膜所花费的时间要相应地延长,心室肌肥厚可引起复极过程的“继发性”改变。心肌肥厚达到一定程度时,心室肌纤维间微血管数并不随之增加,造成相对性心肌缺血、纤维化等组织学改变,复极过程不但有“继发性”改变,而且也多伴有原发性改变。心室肌除极及复极过程的变化,使心室除极复极时的心电综合向量产生相应的改变,因而在不同导联的心电图中可以看出 QRS 波群及 ST-T 的异常表现。根据这些表现的特点,能比较准确地判断出是否存在左心室或右心室肥厚,是否有心肌劳损。

1.左心室肥厚

左心室肥厚时心室的除极顺序并不发生明显的变化,而仅由于左心室肥厚和扩张,左心室壁的除极面增大,其自内膜向外膜下层心肌除极时间也将因室壁的肥厚而有所延长。在正常情况下,左心室比右心室厚。当左心室肥厚时,心室除极顺序并未发生变化,故各导联上 QRS 波群的形态多无大变化,只是心室除极心电向量更加偏左。反映为左心室心电图的导联 R 波高大及左心 VAT 超过0.05 秒。

左心室肥厚的心电图特征:$R_{V5\sim V6}$ 电压＞2.5 mV,R_{V5}＋S_{V1} 电压＞3.5 mV(女)或 4.0 mV(男),R_{aVL} 电压＞1.2 mV 或 R_{aVF} 电压＞2.0 mV,R_I＋S_{II} 电压＞2.5 mV,电轴左偏,VAT_{V5}＞0.05 秒,QRS 时间可达 0.10～0.11 秒,反映左心室图形的导联可有 S-T 段压低,T 波低平、双向,以及倒置等变化。

2.右心室肥厚

右心室壁比左心室壁薄(厚度只有左心室壁的 1/3),当右心室肥厚时,它与左心室原有厚薄度的差距缩小,左心室壁的除极电势依然占优势。只有当右心室壁肥厚相当明显时,才能使心室除极的综合向量的方向,以及 QRS 波群的形态发生相应的改变。

右心室肥厚心电图特征:右心导联 R 波增高,S 波变浅,R_{V1} 电压 >1.0 mV,$R/S>1$;$R_{V1}+S_{V5}$ 电压 >1.2 mV,R_{aVR} 电压 >0.5 mV;$VAT_{V1}>0.03$ 秒;电轴右偏;反映右心室图形的导联可有 S-T 段下降、T 波倒置等变化。

心电图对右心室肥厚的诊断并不敏感,需待心室肥厚达相当程度时,心电图才能发生变化。V_1 呈 qR 或 rsR' 波、$V_1\sim V_5$ 的 R/S 比例的变化、R_{aVR} 的电压升高,以及心电轴的明显右偏均可认为是诊断右心室肥厚的可靠指标。

3.双侧心室肥厚

当心脏的左、右心室同时肥厚时,由于双方心电向量抵消的作用,心电图上可无特殊改变或仅反映占优势的一侧改变,可同时表现左心室与右心室肥厚的特征心电图变化极少见。由于左心室壁比右心室壁厚,因此双侧心室肥厚仅显示单纯左心室肥厚较右心室肥厚为多,这种类型的心电图图形改变较为多见。

(1)心电图上出现右心室肥厚图形特征,同时伴有下列一项或多项改变:电轴左偏、RV_5 电压异常增高、$R_{V5}+S_{V1}>4.0$ mV。

(2)心电图上有左心室肥厚的明显表现,同时又伴有以下 1 项或多项改变:电轴显著右偏;显著顺钟向转位;V_1、V_2 导联 $R/S>1$,$R_{aVR}>0.5$ mV 且 R 波 $>$ Q 波;$VAT_{V1}>0.03$ 秒。

(三)束支传导阻滞

在房室束支或束支以下的传导组织中,激动不能正常传导,使心室除极程序改变,统称为心室内传导阻滞,其中以束支传导阻滞为常见。根据束支传导受损部位的不同,又可分为左束支、右束支、双侧束支、左前分支、左后分支,以及小束支传导阻滞等。正常情况下,左、右束支应同时开始激动两侧心室。如一侧传导时间较对侧延迟 $0.04\sim 0.05$ 秒以上,延迟侧心肌则由对侧激动通过室间隔心肌来兴奋,产生宽大畸形的 QRS 波群。QRS 波群时限在 $0.11\sim 0.12$ 秒者,心电图诊断为"不完全性束支传导阻滞";QRS 波群时限超过 0.12 秒者,心电图诊断为"完全性束支传导阻滞"。由于束支传导阻滞时,心脏除极途径发生改变,复极顺序亦随之变化,故有继发性的 ST-T 改变。束支传导阻滞不引起自觉症状,除心音分裂外亦无特殊体征,常借助心电图表现确诊。

1.左束支传导阻滞

由于左侧束支传导障碍而右侧束支传导正常,室间隔的激动顺序发生改变,除极的方向与正常人相反,室间隔的除极开始于右侧下部穿过室间隔自右前向左后方进行。心室的激动只能沿右束支下传,使室间隔右侧及其近邻的右心室壁先除极。随后激动通过室间隔肌在左心室壁内缓慢传导,因而整个心室的除极过程明显延长。

QRS波群形态的特征最具有临床意义。在胸前导联中改变最为明显,V_1、V_2导联呈现一宽大而深的QS或Rs波。由于除极的方向是由右向左,因而V_5导联不会产生q波,而形成宽大粗钝的R波,复极由右心室开始,所以V_5导联上表现有ST段压低与T波倒置。

完全性左束支传导阻滞的心电图特征:QRS波群时间延长0.12秒以上,V_5、V_6导联呈宽钝R波,无q波,ST段下移,T波倒置;V_1、V_2导联呈QS或rS波形,ST段抬高,T波直立;其他导联上有相应改变,如Ⅰ、aVL的R波宽大有切迹。

左束支分支传导阻滞左房室束支分为左前分支和左后分支。左前分支展开的传导纤维网分布于左心室间隔上部及前壁、侧壁,除极综合向量偏向左上方,左后分支展开的传导纤维网分布于室间隔后下部及后壁、下壁,除极综合向量偏向右下方。两组传导纤维网互相吻合,两分支同时传导产生的综合向量指向左下方。若其中一个分支发生传导阻滞而另一分支正常,则将出现心电轴的偏移。

(1)左前分支传导阻滞:当左前分支传导阻滞时,左心室开始除极后,激动首先沿左后分支向右下方使室间隔后下部及膈面除极,然后通过浦肯野纤维向左上以激动心室前侧壁。

左前分支传导阻滞的心电图特征:电轴左偏常在$-60°$以上;QRS波群中aVL、Ⅰ呈qR型,q波不超过0.02秒,aVF、Ⅱ、Ⅲ呈rS型;QRS时间正常或稍长,一般不超过0.11秒。

(2)左后分支传导阻滞:在左后分支传导阻滞时,左心室除极开始后,激动先沿左前分支进行,室间隔前上、前壁先除极,随后室间隔后下部、膈面、后壁除极。

左后分支传导阻滞的心电图特征:电轴右偏约120°;QRS波群中aVL、Ⅰ呈rS型,aVF、Ⅱ、Ⅲ呈qR型;QRS时间正常或不超过0.11秒;胸前导联一般无变化。

2.右束支传导阻滞

右束支传导阻滞在常规心电图检查中远较左束支传导阻滞多见。当右束支发生完全性传导阻滞时,心室的激动完全靠左束支下传。因此,室间隔的除极并无明显改变,其综合向量与正常人一样。右心室的除极却发生了显著的延缓,这时激动不能沿右束支下传,而依靠激动自左心室通过心肌缓慢地传导。最初的自左向右除极可在V_1形成小r波,左心室的正常除极V_1形成s波,自左向右的缓慢传导故V_1形成R'波。由于心室除极顺序的改变,相应产生继发性ST-T

改变。

完全性右束支传导阻滞的心电图特征：V_1 呈 rSR' 型，ST 段下降，T 波倒置；V_5 呈 qRS 型，S 波增宽，ST-T 改变与 V_1 相反；QRS 波时限在 0.12 秒以上。不完全右束支传导阻滞图形改变与完全性相似，仅 QRS 波时限＜0.12 秒。

3.双束支传导阻滞

双束支传导阻滞是指双侧束支传导阻滞、右束支加左前分支传导阻滞或右束支加左后分支传导阻滞。左束支、右束支同时发生传导阻滞。如完全性者，则来自心房的激动不能下传，呈三度房室传导阻滞图形。右束支传导阻滞伴左前分支传导阻滞，心电图表现为右束支传导阻滞的特征及电轴左偏。右束支传导阻滞伴左后分支传导阻滞，心电图表现为右束支传导阻滞的特征及电轴右偏。

(四)慢性冠状动脉供血不足

慢性冠状动脉供血不足的患者在安静休息的状态下，约 2/3 患者的心电图呈现某些异常改变。部分原因是冠状动脉供血不足引起缺血，另一部分则是因心肌长期缺血使心肌或心脏传导系统发生退行性改变。慢性冠状动脉供血不足主要是冠状动脉狭窄引起的心内膜下心肌的损伤型改变及其支配区域心肌的缺血型改变，因而在某些导联记录出 ST 段轻度压低及 T 波倒置。

慢性冠状动脉供血不足的心电图特征：ST 段呈水平形或下斜形压低，T 波低平或倒置，各种传导障碍及异位心律，可有 QRS 低电压。

(五)急性心肌梗死

急性心肌梗死是冠状动脉供血突然中断所引起的供血区心肌细胞损伤和坏死，心电图检查对本病的诊断有极大价值。临床上多数患者出现明显的梗死症状，但不容忽视的是一部分患者症状并不典型，甚至呈"无痛性"心肌梗死。即使有典型的症状，也难以鉴别不稳定型心绞痛、急性心包炎等。及时地进行心电图检查，可确诊急性心肌梗死并推测心肌梗死的病程及其发展情况。

冠状动脉突然阻塞后，其供血区域发生缺血。血管阻塞区的心肌供血完全断绝，引起缺血性坏死。心肌梗死发生后，其中央部分趋于坏死，周围心肌发生严重损伤，外围区域则处于缺血状态，因而在心电图上产生坏死型、损伤型和缺血型 3 种变化。

1.坏死型变化

坏死心肌已无活动，既不能极化，也不能除极、复极，不能再产生心电向量。而其他部分心肌照常除极，因而置于坏死心肌表面的电极是记录其余健康心肌的除极向量。健康心肌的除极向量与坏死区域背道而驰,所以对着坏死区的探查电极上出现向下的波,即宽而深的 Q 或 QS 波。

2.损伤型变化

当心肌因严重缺血而造成损伤时,在心电图上显示 ST 段移位,在不同导联上可表现为 ST 段上抬或下移,且呈单向曲线特征性变化。如探查电极面对损伤区,则 ST 段呈穹隆形抬高,电极背向损伤区,ST 段明显降低。

3.缺血型变化

心肌缺血对心肌造成的损害较心肌坏死或心肌损伤轻,不影响心肌的除极作用,故不引起 QRS 波群的改变。缺血的心肌首先表现为复极时间的延长,在全部心肌的复极过程中,缺血部位的心肌复极时间延后,对着外周缺血区域的探查电极上出现缺血型心电图,表现为 T 波倒置。这是因为处于缺血状态的心肌虽然保持正常除极功能,但复极程度已受影响。

三、动态心电图

动态心电图是指连续记录 24 小时或更长时间的心电图,可以监测并分析心律失常和 ST 段改变,也可以对更为复杂的 R-R 间期和包括晚电位、QT 离散度和 T 波改变的 QRS-T 形态进行分析,是重要的无创性心血管疾病检查技术。

(一)适应证

临床上动态心电图主要应用于捕捉一过性心脏病变做定性和定量分析,主要对心律失常、心肌缺血、心率变异性、起搏信号进行分析。

(二)设备

1.基本结构

记录系统包括导联线和记录器。导联线一端与固定在受检者身上的电极相连,另一端与记录器连接。记录器目前多是固态式,佩戴在受检者身上,能精确地连续同步记录和储存 24 小时或更长时间的两通道或三通道心电信号。回放分析系统主要由计算机系统和心电分析软件组成,能自动对记录器记录到的心电信号进行分析。分析人员通过人机对话对计算机分析的心电图资料进行检查、判定、修改和编辑、打印出异常心电图图例,以及有关的数据和图表,从而作出诊断。

2.种类

动态心电图记录仪有 2 种,持续监测仪和间断记录仪。

(1)持续监测仪:24~48 小时连续监测。

（2）间断记录仪：有循环记录仪和事件记录仪 2 种类型，可长期监测，提供短暂、简短的数据来发现发生频率较低的事件。循环记录仪适合于症状十分短暂或症状仅为短暂乏力，可以马上触发记录仪并记录储存心电图的患者。事件记录仪佩戴在患者身上，并在事件发生时由患者触发，不适用于意识丧失或意识几乎丧失的心律失常患者，而适用于症状发生频率低、不严重但持续存在的心律失常患者。

（三）导联的选择

导联的选择应根据不同的检测目的而定，动态心电图双极导联位置，见表 2-1。

表 2-1 动态心电图双极导联位置

导联	正极	负极
模拟 V_1（CM1）	右第 4 肋间胸骨旁 2.5 cm 处	右锁骨下窝中 1/3 处
模拟 V_2（CM2）	左第 4 肋间胸骨旁 2.5 cm 处	右锁骨下窝中 1/3 处
模拟 V_3（CM5）	左第 5 肋间腋前线	右锁骨下窝中 1/3 处
模拟 aVF（maVF）	左腋前线肋缘	右锁骨下窝中 1/3 处

（四）分析内容

1.正常表现

（1）成人 24 小时平均心率：59～87 次/分。活动时最高心率可达 180 次/分，随年龄增加而降低；睡眠中最低心率多为＞40 次/分，运动员可更低。

（2）可见一过性窦性心动过缓：某一时间内心率＜60 次/分。持续性窦缓为 24 小时心脏搏动＜86 400 次，一过性窦性心动过速为某一时间内心率＞100 次/分，持续性窦性心动过速为 24 小时总心脏搏动次数＞140 000 次。

（3）常有窦性心律不齐出现，偶见窦性停搏（停搏时长多为 1.5～2.0 秒）。超过 2 秒为异常，而运动员时长超过 2 秒的占 37.1%。

（4）室上性心律失常：50%～75% 正常人可出现，以房性期前收缩为多，一般房性期前收缩每 24 小时＜100 次或每 1 000 次心脏搏动＜1 次，心房颤动、心房扑动少见。

（5）室性心律失常：50% 的正常人可见，一般频率为每 24 小时＜100 次、每 1 000 次心脏搏动＜1 次或 15 次/小时。每 1 000 次心脏搏动＞10 次多为非生理性，单发为多。

（6）传导阻滞：主要是房室传导阻滞，占 2%～8%，短暂且多发生在睡眠中。老人少见，儿童多见，运动员更多。

(7)ST-T 变化:活动后常发生上斜型压低,发生率可高达 30%,水平型、下斜型压低少见。ST 段抬高发生率可达 25%,呈凹面向上。T 波可低平,双向。

2.心律失常诊断及评价标准

(1)窦房结功能不全诊断:一般情况 24 小时窦性心脏搏动总数为 10 万次,≤8 万次、最慢心率≤40 次/分持续 1 分钟以上、最快心率≤90 次/分、出现窦房传导阻滞、窦性停搏>3 秒或快速心律失常发作终止时窦性停搏>2 秒,提示窦房结功能不全。

(2)室性心律失常的评价:正常人室性期前收缩每 24 小时≤100 次或 5 次/小时,超过此数只能说明有心脏电活动异常,是否属于病理性应综合临床资料判断。

(3)室性心律失常药物疗效评价:用药后达以下标准者判定有效。室性期前收缩减少超过 70%,成对室性期前收缩减少超过 80%,短暂阵发性室性心动过速减少超过 90%,连续 15 次以上的室性心动过速及运动时连续 5 次以上的室性心动过速消失。

(4)抗心律失常药物所致心律失常作用评价:用药后心律失常恶化定义为平均每小时的室性期前收缩数较用药前增加 4 倍,成对室性期前收缩和/或室性心动过速较用药前增加 10 倍,用药后新出现的持续性室性心动过速,原有的室性心动过速心率明显加快,停用抗心律失常药物后加重的心律失常逐渐消失。

3.缺血分析

动态心电图是诊断日常生活引发心肌缺血的唯一方法,可对心肌缺血进行综合评估,对不同阶段的冠心病患者诊断和治疗都有指导作用。

缺血的诊断依赖一系列的心电图改变,即"三个一"标准:ST 段压低至少 1 mm,发作持续时间至少 1 分钟,2 次发作间隔至少 1 分钟,在此期间 ST 段回到基线。如果原来已存在 ST 段下移,则要在 ST 段已降低的基础上,ST 段水平型或下斜型再降低≥1 mm。

(1)排除条件:在"三个一"的基础上满足以下条件。①ST 段降低前的 10 个 R 波平均幅度高于 ST 段降低最显著时的 R 波幅度的 20%,可能体位改变引起;②突然发生的 ST 段下斜型下移,可能是伪差或体位改变;③伴随 P-Q 段降低的 ST 段下移,常因心动过速引起。

(2)动态心电图检测缺血的条件:窦性心律,基线 ST 段偏移≤0.1 mV,形态为上斜型,T 波直立。ST 段平坦或伴随 T 波倒置仍可判断,但应避开下斜型或铲挖状 ST 段;监控导联 R 波高度≥10 mm;监测导联不应有≥0.04 秒的 Q 波或明显的基线 ST 段改变；右束支传导阻滞时 ST 段偏移是可以判断的，特别是在左胸导联。

12 导联心电图示左心室肥厚、预激综合征、左束支传导阻滞或非特异性室内传导延迟≥0.10 秒者，不适用动态心电图检测缺血。

4.心率变异性

心率变异性是指逐次窦性心动周期之间的微小变异，反映心脏自主神经系统的功能状态。测量方法包括静息短时测量法、动态长程测量法，分析方法包括时域分析法、频域分析法和非线性分析法。24 小时心率变异性检测宜采用时域分析指标，5 分钟静息心率变异性分析宜采用频域分析指标。

（1）时域分析：对连续记录的正常窦性心脏搏动，按时间或心脏搏动顺序排列的 R-R 间期的数值，进行数理统计学分析的方法。24 小时 R-R 间期标准差<50 毫秒，三角指数<15，心率变异性明显降低；R-R 间期标准差<100 毫秒，三角指数<20，心率变异性轻度降低。心率变异性降低为交感神经张力增高，可降低心室颤动阈，属不利因素；心率变异性升高为副交感神经张力增高，提高心室颤动阈，属保护因素。大多数学者认为 R-R 间期标准差、平均正常 R-R 间期的标准差等时域指标<50 毫秒，为心率变异性显著减低，病死率大大增加。

（2）频域分析：对心率变异的速度和幅度进行心率功率谱的分析。分为超低频功率，频段≤0.003 Hz；极低频功率，频段 0.003～0.040 Hz；低频功率，频段 0.04～0.15 Hz；高频功率，频段 0.15～0.40 Hz。高频功率与迷走神经传出活动有关，受呼吸影响。低频功率与血管压力感受性反射作用有关，由交感神经和迷走神经共同介导的心率波动形成。

第二节 心脏电生理检查

一、准备工作

（一）患者的准备

1.心理准备

未接受过介入检查和治疗的患者对于将要接受的电生理检查和治疗会产生不可避免的恐惧感。因此，操作医师应在术前对患者及其家属解释检查的必要性及操作过程,有助于患者消除和减轻恐惧感。必要时可适当应用镇静药以消除和控制患者的紧张情绪。此外,术前还应以合适的方式向患者详细解释电生理检查所有可能的风险及其发生的概率。

2.备皮

在进行电生理检查前,必须对导管入路的穿刺部位进行备皮,如腹股沟区和锁骨下穿刺处应剃除阴毛和胸毛。通过备皮可充分暴露穿刺视野,减少感染和加压包扎时给患者带来的疼痛。

3.禁食

在做心脏电生理检查过程中,由于快速刺激心脏或迷走反射等原因,患者可能出现反射性呕吐,如呕吐物过多,在恐惧和意识障碍情况下可能发生误吸。因此,患者应在心电生理检查前禁食 8～12 小时。对于基础疾病较复杂的患者,要考虑到禁食可能给患者带来的各种风险,如糖尿病患者此时需停用降糖药物或胰岛素和监测血糖,以免发生意外。

4.术前停药

对于准备接受心电生理检查和射频消融治疗的患者,术前应停用阿司匹林、华法林、利伐沙班等抗血小板、抗凝药物至少 5 个半衰期,以免术中不能诱发心律失常或不能显示相关的电生理特点。对于准备植入永久性心脏起搏器的患者应停用阿司匹林或其他抗血小板药物至少 5 天,以防囊袋出血。

(二)无菌技术

电生理手术与无菌技术密不可分,为最大限度地降低感染发生的可能,应做到以下要求。

(1)戴消毒帽子和口罩,用消毒液洗手,戴消毒手套。

(2)用消毒液对手术部位及其周围区域消毒至少 3 次。一般腹股沟区消毒范围为以双侧腹股沟区为中心,上至脐平面,下至大腿中部,两侧至大腿外侧下缘;锁骨下消毒区为上至颈与下颌的交界处,下至乳头水平,两侧至肩臂下缘。

(3)用小无菌巾覆盖穿刺周围的区域,在穿刺处留一开口,在小无菌巾上覆以大手术单,开口正对穿刺处。

(三)麻醉

心脏电生理检查需要进行血管穿刺以置入标测/消融导管,对于这些患者,在穿刺前必须对穿刺处进行局部麻醉。局部麻醉药物在注射后很快阻断相应神经末梢的感觉冲动。利多卡因是最常用的局部麻醉药,其药效出现快,剂量一般为1%利多卡因5～10 mL。尽管利多卡因出现过敏的可能性很小，但仍有极少数患者会产生变态反应，因此应注意患者皮肤感觉，球结膜反应，呼吸、血压、心率等变化。如有异常应及时处理。对于儿童、少数耐受力差的成人及部分行射频消融治疗的心房颤动患者可选择静脉麻醉，一般使用丙泊酚、芬太尼静脉注射并持续静脉泵注。

二、穿刺与导管放置

贵要静脉、锁骨下静脉、颈内外静脉和双侧股静脉均可作为穿刺点，插入导管的数量和穿刺点同样是由电生理检查的目的和操作者的习惯决定的。一般而言，室上性心动过速电生理检查时通常插入4根导管，高位右心房、希氏束、右心室和冠状静脉窦电极导管。通常经过左右侧股静脉插入高位右心房、希氏束和右心室导管，从颈内静脉或左锁骨下静脉插入冠状静脉窦导管。

(一)锁骨下静脉和颈内静脉穿刺

颈内静脉发生气胸的危险性低，但导管操作比较困难，由于操作时靠近头部，长时间操作保持无菌较困难。锁骨下静脉穿刺有发生气胸的风险，从锁骨下静脉插入导管较易送入冠状静脉窦和右心室心尖部。穿刺时最好用空针筒，这样可区分动脉血或静脉血。一旦穿刺成功，导引钢丝应保证顺畅无阻力，绝对避免使用暴力，放入6F导引钢丝后，应用X线透视确保钢丝在静脉内，以防误穿锁骨下动脉。最好证实导引钢丝已进入下腔静脉，这样可以放心地插入6F动脉鞘，再插入6F电生理导管，常为10F冠状静脉窦导管。应在X线透视下，将导引钢丝送入右心房，证实导引钢丝在静脉系统中，方可插入动脉鞘。一般电生理检查，锁骨下静脉只穿1次，放置1根导管；但植入起搏器时，可能要穿刺2次或3次，置入2根或3根起搏器电极导线。

当误穿锁骨下动脉时，如果仅是导引钢丝进入，拔出钢丝压迫数分钟即可。而一旦插入了动脉鞘，绝不能直接拔出，因为锁骨下动脉的后壁无组织压迫，动脉压力又高，易造成血胸、低血压休克，甚至威胁患者的生命。此时需要在外科医师的介入下取出并缝合动脉。

(二)股静脉穿刺

股静脉穿刺是最常用的穿刺方法，主要用于放置右心系统导管，如高位右心房、希氏束和右心室导管。当使用可控性导管时，此途径同样可用来放置冠状静脉窦电极导管。但下腔静脉放置冠状静脉窦导管不利于房室结慢径和典型心房扑动峡部消融时的导管操作。此穿刺方法虽然常用且相对较安全，但如果穿刺点不正确或过度穿刺,同样有损伤动脉血管,血肿、血栓形成,后腹膜出血和动静脉瘘的危险。

(三)指引鞘

指引鞘主要用于右侧房室旁路的消融、房间隔穿刺、左心房和肺静脉造影和肺静脉隔离治疗心房颤动。一些电生理实验室也用这些特殊的鞘来穿刺房间隔,进行左侧房室旁路的消融。这些特殊的鞘较长,其远端多在心腔内,并根据不同的操作部位设计特定的造型。

(四)房间隔穿刺和左心房导管技术

心房颤动的射频导管消融确定左心房是消融的靶心房,肺静脉是靶静脉,房间隔穿刺成为此种手术过程中必须采用的技术。需特别注意的是,在相对薄壁的左心房内操作相对僵硬的导管,心脏穿孔引起心脏压塞的危险始终存在。多数医师采用穿刺动脉逆行的方法于二尖瓣环的心室侧消融左侧房室旁路,对于双侧股动脉严重扭曲畸形无法用逆行方法进行而又必须治疗的左侧旁路患者,房间隔穿刺是一种很好的补充。

三、穿刺技术

(一)股静脉穿刺技术

1.操作步骤

(1)在腹股沟韧带水平触诊股动脉搏动,穿刺点位于股动脉内侧 0.5～1.0 cm、腹股沟韧带下方 2～3 cm 或皮肤皱褶下 1.5～2.0 cm。

(2)穿刺针针芯斜面向上,针尖指向肚脐,与皮肤成 30°～45°刺入皮肤,偏瘦者角度偏小,偏胖者角度稍大。

(3)缓慢前送穿刺针,直到针尖触及髂骨膜。

(4)在注射器维持一定负压下,缓慢回撤穿刺针,直至针头退入股静脉内,此时注射器内可见静脉回血。

(5)左手固定穿刺针,右手撤走注射器,将导引钢丝柔软端插入穿刺针,沿股静脉前送约 10 cm。

(6)左手压住穿刺点以上的部位以固定血管内的导丝,撤走穿刺针,用湿纱布清洁导引钢丝。

(7)沿导丝送入静脉或动脉鞘管,注意使导丝露出套管尾端 5～10 cm。

(8)在鞘管全部送入血管后,从鞘管中将扩张管和导引钢丝一起拔出。抽吸并冲洗鞘管侧壁,关闭侧壁三通。

2.注意事项

(1)误穿股动脉:如果误穿股动脉,则拔出穿刺针,在穿刺点处压迫几分钟。如果此次电生理检查已准备股动脉插管,则可沿穿刺针送入指引导丝再穿刺股静脉,注意不要经静脉穿入动脉。

(2)股静脉定位:有时股静脉走行距股动脉很近甚至位于股动脉下方,可根据情况调整穿刺点或穿刺方向。

(二)股动脉穿刺术

1.操作步骤

(1)以左手示指、中指和环指在腹股沟韧带上或稍下方触诊并定位股动脉走向。

(2)左手持续触诊股动脉搏动,右手持血管穿刺针,在腹股沟韧带下方2~3 cm或皮肤皱褶下1.5~2.0 cm处向股动脉进针,穿刺针角度为与皮面成45°,与正中线成10°~20°。

(3)当针头靠近股动脉时,可感到轻微搏动感,向下刺入股动脉,可见血液沿穿刺针尾部搏动性喷出。如果血液喷射不好,可将穿刺针向前或向后调整。

(4)确定针尖完全位于血管腔内,将导引钢丝柔软端通过穿刺针插入血管内15~20 cm。

(5)左手压住导引钢丝持不动,右手从血管内撤出穿刺针,左手继续压迫穿刺部位以防止出血。

(6)用湿纱布清洁导引钢丝。

(7)通过导引钢丝插入动脉鞘管,在插入鞘管的过程中应保证导引钢丝露出鞘管尾端约10 cm。

(8)鞘管全部进入血管后,从鞘管中同时拔出扩张管和导引钢丝。

(9)用注射器抽吸鞘管,丢弃抽吸物,再以盐水冲洗鞘管侧壁。

(10)经动脉鞘管或静脉输液管给予肝素3 000 U或根据需要加减肝素量。

2.注意事项

(1)阻力:向血管内送导引钢丝时应注意手下的感觉,如果遇到阻力可小心撤出导引钢丝,观察穿刺针尾部血液是否喷出,以便确定穿刺针是否在血管内。如血流消失或呈"点滴状",提示穿刺针斜面不完全在血管腔内,需调整针尖位置,直到有血液喷出。如调整后穿刺针尾血流很好,导引钢丝仍不能顺利进入,可在X线透视下观察导丝走行或经穿刺针向动脉内注射少量造影剂,以观察血管情况。注意不能在有阻力的情况下继续送入导引钢丝或导管。

（2）穿刺位置：穿刺位置不可太低，如果过低，可能穿刺到表浅股动脉，而不是股总动脉，使导丝的送入发生困难，术后还容易发生假性动脉瘤。穿刺部位较高也不易压迫止血，可发生腹膜后血肿。

（三）颈内静脉穿刺技术

1.操作步骤

一般选用右侧颈内静脉穿刺。嘱患者将头转向左侧，保持头向左侧的同时让患者将头抬离床面，可清楚显示锁骨、胸锁乳突肌锁骨头和胸骨头构成的三角。三角的底部在下，顶部在上，穿刺点选在三角的顶部稍偏外侧。

（1）左手在三角顶部触诊颈动脉搏动。

（2）针头连接一个含 1‰利多卡因 3～5 mL 的注射器，在皮下进行局部麻醉。

（3）带注射器的穿刺针与胸锁乳头肌锁骨头外缘平行，针尖朝向左乳头或左脚侧，在颈内静脉正上方与皮肤成 30°。

（4）穿刺皮肤，在保持注射器呈负压下进针，至看到血液通畅流入注射器。

（5）如果第一次未能进入颈内静脉，应在保持注射器负压下回撤穿刺针，在皮下将针尖指向外侧 5°～10°后再进针；如仍未能进入颈内静脉，可将穿刺针的角度再向内调整，但不要使穿刺针指向正中线，以免误穿颈动脉。

（6）当静脉血顺利流入注射器后，嘱患者屏气并迅速撤走注射器，立即用手指堵住针头尾端，再通过穿刺针插入导引钢丝的柔软端。嘱患者恢复自由呼吸，撤出穿刺针，用无菌纱布擦净导引钢丝。

（7）透视下前送导引钢丝，确定导引钢丝位于右心房内或下腔静脉。

（8）通过导丝送入 6F 动脉鞘管，保持导丝露出鞘管尾端 10 cm，将鞘管送过皮肤和皮下组织进入静脉。

（9）从鞘管中一起拔出扩张管和导丝。

（10）注射器连接鞘管侧壁，抽吸鞘管内气体并用无菌生理盐水冲洗。

2.注意事项

（1）防止空气进入静脉系统：从穿刺针上取下注射器时应先让患者屏气，再移走注射器并立即用手指压住针尾，同时快速插入导引钢丝。

（2）误穿颈动脉：如误穿颈动脉，应立即拔出穿刺针并在穿刺点加压 3～5 分钟，确认不再出血后，可在同侧再次试行穿刺。如仍不顺利，考虑改穿锁骨下静脉，而不要穿刺对侧颈内静脉，以免对侧也发生误穿，两侧血肿相连压迫患者呼吸道。

（3）对老年人应尽量避免穿刺颈内静脉：对于患有动脉粥样硬化的老年人，即使轻度压迫颈动脉也可刺激颈动脉斑块或导致神经损伤，故应首先考虑穿刺其他部位。

（四）锁骨下静脉穿刺

1.操作步骤

锁骨下静脉穿刺可以采用上行和下行 2 种方法，其总成功率和并发症发生率极为相近。锁骨上穿刺途径有静脉距皮肤近、在进入上腔静脉时路径较直等优点，但目前广泛使用的方法是经锁骨下径路穿刺。穿刺时，左、右锁骨下静脉都可采用，但左锁骨下静脉更利于放置导管，不但因为进入无名静脉时弯曲度较小，而且导管顺势容易进入右心房或右心室。

（1）选择锁骨中内 1/3 交点的外下 1～2 cm 处进针。

（2）将左手拇指按在穿刺点内侧，示指或中指放在锁骨上窝上方。

（3）在穿刺点局部麻醉后，针尖指向锁骨上窝与环状软骨之间并与皮肤成 $20°～30°$。

（4）穿刺针穿破皮肤，在保持注射器负压下缓慢进针。

（5）穿刺针进入静脉后，可嘱患者屏气，迅速从穿刺针上撤出注射器，同时插入导引钢丝柔软端 10～15 cm，嘱患者自主呼吸。

（6）透视下前送导引钢丝，直至导引钢丝进入下腔静脉。

（7）拔出穿刺针，轻轻压迫穿刺部位。延导引钢丝插入 6F 或 7F 动脉鞘或静脉鞘管。

（8）从鞘管中同时拔出扩张管和导引钢丝。

（9）抽吸并冲洗鞘管侧壁，关闭三通。

（10）插入所选择的电极导管。如果导管未向下进入右心房而下向上进入颈内静脉，可令患者将头部偏向穿刺侧，以增加颈内静脉和锁骨下静脉间的角度，防止导丝进入颈内静脉。

2.注意事项

（1）防止空气进入静脉系统：穿刺锁骨下静脉时与颈内静脉插管术一样，注意防止空气吸入。

（2）减少气胸危险性：如果进针太深，则增加发生气胸的危险。应尽量避免多次穿刺，通常如果穿刺 3 次不成功，应选择另一侧穿刺。对慢性阻塞性肺疾病的患者，由于桶状胸及双肺过度膨胀，穿刺针稍深就容易发生气胸。这种情况下最好避免穿刺锁骨下静脉,或者穿刺不顺利时尽早改用其他途径。如多次穿刺不成功,在准备换用对侧穿刺前应透视检查,注意除外气胸。

(3)老年人穿刺点的确定:老年患者的锁骨下静脉位置较低,穿刺时针尖平行指向锁骨上窝或稍下的位置。老年患者在锁骨下面内侧部分可有一骨性突起,造成穿刺通过困难。

(4)防止穿刺锁骨下动脉:如穿刺点靠锁骨外侧或针尖太向后成角,可导致误穿锁骨下动脉。一旦发生误穿,应拔出穿刺针并重压穿刺点10分钟。如已放入鞘管,应在做好外科手术的准备下,可先行保守处理。如拔出鞘管重压穿刺部位;或在穿刺部位作横形切口,分离皮下组织,手指尽可能靠近鞘管进入锁骨下动脉的部位,拔出鞘管并进行压迫。

四、刺激技术

(一)刺激单位

刺激单位包括频率和间期或周长。频率经常用每分钟心脏搏动多少次或起搏多少次来表达。通常说递增起搏是指按每分钟多少次进行性加快起搏的频率。用频率对于计算一个规则心律,或计算心房颤动时的平均心率是没有问题的,但计算一个房早或室早的提前度及其对诱发房性或室性心律失常的影响时,就无法用频率来描述。这就引入了一个间期或周长的概念。通常是用毫秒作为单位,来精确描述连续心脏搏动或刺激对心律失常特殊事件及其后果的影响。周长与每分钟心率呈反比关系,即频率=60 000/周长或间期。如周长是400毫秒,则起搏频率=60 000/400,即150次/分。发放期前收缩递增刺激,同时伴有起搏周长或间期的递减,可观察到房室结递减传导。

(二)刺激强度和脉宽

刺激强度和脉宽对于期前收缩刺激特别重要,当采用较高的刺激强度和/或较宽的脉宽时,可以在更短的联律间期刺激时"夺获"心脏或使心脏除极,但过强的刺激可能引起心房或心室颤动。正是因为这些原因,绝大多数电生理实验室采用起搏阈值2～4倍的刺激强度和1～2毫秒的刺激脉宽。一般采用导管顶端作为起搏刺激的负极,导管的近端作为起搏刺激的正极。

(三)刺激方法

1.直接起搏或刺激

直接起搏或刺激以固定的频率或周长进行起搏刺激(S_1S_1),可用频率递增

31

刺激或间期递减刺激。起搏持续时间可长可短,如用于电生理检查可能只需几个刺激或几秒刺激,临时起搏则起搏时间较长。

2.期前收缩刺激

在一固定数目的心脏搏动后引入一周长较短的刺激称为期前收缩刺激(S_1 S_2)。观察刺激的反应后,重复这一过程,进行性缩短 $S_1 S_2$ 间期。有时需要引入 2 个($S_2 S_3$)或 3 个期前收缩($S_2 S_3 S_4$)。期前收缩刺激技术常用来评估组织不应期、诱发和终止心动过速,以及作为心动过速时的诊断工具。

3.Ramps 刺激

Ramps 刺激是一种组合的连续刺激,后一组刺激与前一组刺激间期不同。通常采用频率递增或间期递减刺激,直到设定的心率达到为止。比如 Ramps 开始刺激 400 毫秒,每刺激 10 次递减 10 毫秒,共 10 组,Ramps 结束时为 300 毫秒。每一组刺激的数量和间期递减的幅度均人为设定。Ramps 可用来评价心脏传导/诱发和终止心动过速。Ramps 刺激方法常用于植入型心律转复除颤器的编程,治疗心动过速。

4.超速序列刺激

超速序列刺激以非常快的频率发放一系列刺激,使用植入型心律转复除颤器时为了测试除颤阈值等参数,需要诱发心室颤动。用常规的刺激强度行超速序列刺激,也可以用来诱发或终止规则的心动过速。可用非常低的刺激强度行超速序列刺激,观察局部组织对一些心动过速的影响。

(四)刺激方案

1.期前收缩刺激和直接刺激

期前收缩刺激和直接刺激是最常用的刺激方案,主要用于心动过速的诱发和终止,两者前面已简要叙述。期前收缩刺激有不同的缩短 $S_1 S_2$、$S_2 S_3$、$S_3 S_4$ 的方法,最常见的方法有串联法和直接序列法。

(1)串联法:$S_1 S_2$ 每一步减少 10 毫秒直到 S_2 不能夺获,然后 $S_1 S_2$ 增加 40~50 毫秒,引入 S_3 直到 S_3 不能夺获。交替改变 $S_2 S_3$ 直至 S_3 不应期,然后 S_3 增加 40~50 毫秒,再引入 S_4,一般以 S_4 结束。有些电生理实验室增加 S_5 和 S_6。

(2)直接序列法:$S_1 S_2$ 每一步减少 10 毫秒直至 S_2 不能夺获,然后 $S_1 S_2$ 增加 10 毫秒直到 S_2 可夺获,引入 S_3 并重复上述程序,最后引入 S_4。

上述 2 种期前收缩刺激方法在诱发临床心律失常方面差异无统计学意义,直接序列法操作更简单更常用。用较快的频率进行直接刺激($S_1 S_1$)常用于心动过速的诱发和终止。

2.拖带刺激

以较心动过速更快的频率起搏,起搏停止后心动过速未终止,恢复到本身固有的频率称为拖带,主要用于判断心律失常的机制。常见快速心律失常的机制是折返,可能是功能性或解剖性,可以是微折返也可以是大折返。虽然电解剖标测技术可清楚地看到心动过速是折返性还是局灶性,但该技术出现前,介入电生理检查不能打开心脏,即使打开心脏在体外循环心脏停搏的情况下也无法看到折返环,将折返、自律性增加和触发活动的电生理机制区分开来,对于确定标测和消融心动过速策略非常重要。

(五)心电传导时间

心脏传导既不是光也不是电的传导,而是离子流的传导,速度常用 mm/s 或 m/s 表示。因此,可以通过心内图的出现顺序来测量心电活动先后。观察腔内心电图激动的先后顺序,导管的位置、滤波和电极间距非常重要。如果导管电极非常靠近心室除极部位,这时记录的心电图在所有同时记录的电图中最早。特别是用单极记录时更明显,最初的快速负向内源性偏转说明记录电极在除极最初的位点。

1.限幅

如记录的希氏束电位很小,可能需要提高增益才能看清,同时由于增益较大,相应心房波和心室波也很大,与其他同步记录的心内导联重叠,不利于心电事件的测量和观察,通过限幅功能可解决这一问题。

2.陷波

为了记录重要的生物电信号免受外界电磁场干扰,用此功能可免受交流电的干扰。

五、电生理检查报告

心脏电活动从窦房结开始到心室结束,电生理检查对心脏传导系统的各个层面进行检测。这种方法是合理的、简单的,一次简单的程序电刺激就可以完成多个参数的检查。电生理检查报告应对各个层面进行评价,是正常、异常或处于临界状态均应标明。

(一)基础间期

无须电刺激而在静息状态下记录希氏束电图,结合体表心电图,就可以获得关于 PA 间期、AH 间期、H 波、HV 间期的信息,应在电生理报告上标明这些指标是否正常及其临床意义(表2-2)。

1.PA间期

PA间期为体表心电图P波起点至希氏束电图A波的起点。

2.AH间期

AH间期为希氏束电图A波的起点至H波起点。

表2-2　正常传导间期

单位:毫秒

传导间期	PA间期 (房内传导)	AH间期 (房室结)	H波 (希氏束)	HV间期	P-LA (左、右心房)
基础	10~45	55~130	<25	30~55	40~130
心房起搏	10~75	进行性延长	<25	30~55	65~150

3.HV间期

HV间期为希氏束电图H波起点至所有导联最早心室波(QRS波或V波)的起点(通常是体表心电图QRS波最早)。

(二)窦房结功能检查

窦房结功能检查包括窦房结恢复时间和窦房传导时间。窦房结恢复时间的测量方法为用100~175次/分的频率长时间心房起搏超速抑制窦房结,突然终止起搏,观察窦房结重新恢复激动所需要的时间称为窦房结恢复时间,正常值<1 500毫秒。校正的窦房结恢复时间能更准确地说明窦房结功能是否正常,计算的方法是将所测得的窦房结恢复时间减去窦性PP间期,正常值≤550毫秒。

(三)变时功能不全

患者可能在静息时窦性心律正常,但对应激因素不能有适当的反应,产生相对性或症状性心动过缓,称变时功能不全。运动、异丙肾上腺素和阿托品药物试验可检测这一指标。

(四)固有心率

由于窦房结功能受神经激素的影响,所测的窦房结恢复时间或窦房传导时间异常是真正的固有异常还是由于神经张力的影响难以明确,因此提出了关于固有心率的概念,即普萘洛尔和阿托品阻滞交感和副交感神经,测算出固有心率。

(五)颈动脉窦按压

颈动脉窦按压后出现 3 秒以上的心脏停搏可能是由于窦房结静止或房室传导阻滞所致。无论房室结是否受影响,如果出现窦性静止提示需起搏治疗。如果在颈动脉窦按压的同时测量血压,可以确定有无血管抑制效应。

(六)心房

常需要评价心房传导、不应期和心律失常的诱发,心房起搏时 PA 间期延长的可能性原因如下。①生理性原因:起搏点位置不同、起搏从刺激点传出缓慢;传导结构异向性;传导不在窦房结至房室结传导的优势径路上。②病理性原因:心房本身病变、外科手术后的瘢痕或其他异常。心房之间的传导时间通过测量高位右心房 A 波起始部和冠状静脉窦远端电极上 A 波起始部获得,不应超过 130 毫秒。

心房的期前收缩刺激用于测量不应期和诱发心律失常。长时间强烈、快速的心房刺激,均可以诱发心房颤动。直接和间接地增加迷走神经张力的因素,均可以增加心房颤动的诱发率。心房扑动特别是持续性心房扑动在正常人中较少见。

(七)房室结功能

房室结和窦房结均易受神经张力的影响。房室结是体表心电图 PR 间期的主要决定因素,PR 间期的延长和缩短受生理需要和心脏活性药物的影响。交感神经兴奋如运动焦虑趋于缩短 AH 间期,副交感神经兴奋使房室传导时间延长,甚至正常人或训练有素的运动员在夜间发生房室传导阻滞。阿托品、腺苷和三磷酸腺苷常用于窦房结功能的评价。心房递增起搏,一般 AH 间期逐渐延长,呈平滑曲线,直到房室传导阻滞。文氏传导或文氏周期是房室结对心房递增、迷走神经张力增高、药物和疾病最常见的反应,机制相当复杂。

房室结可分为前上部的快径、后下部慢径和左心房输入纤维。后下部可分为单独延伸和左右侧延伸,其左侧后延伸常与冠状静脉肌袖相连接。部分人群可能存在中间径路。房室结某一径路在一定间期周长进行刺激起搏时可处于不应期,从另外的径路传导。当行心房递增性起搏时,可出现 AH 间期平滑曲线中断而产生跳跃征。跳跃征可出现一次或多次,分别称为双径路或多径路现象。跳跃定义为 S_1S_2 刺激减少 10 毫秒时 AH 间期延长超过 50 毫秒。绝大多数房室结折返性心动过速的患者可以见到这种跳跃征,极少一部分房室结折返性心动过速的患者无 AH 间期跳跃,呈平滑曲线。反复心悸的患者如排除其他原因引起的心动过速,而又不能诱发心动过速,但同时存在双径路或多径路,研究表明,此时消融慢径后房室结折返性心动过速的发生率与未做慢径消融相比明显减少,具有统计学意义。

(八)希氏束-浦肯野纤维系统

电生理检查时记录到希氏束电位,可分析 AH 间期和 HV 间期,以及传导系统对心房程序刺激和药物的反应。

1.如何证实希氏束电位

有时记录的希氏束电位需要与双心房电位和右束支电位鉴别。具体方法为刺激希氏束电极导管,如果刺激信号与心室波间期和怀疑可能是希氏束电位的 HV 间期相等,而 QRS 波形与基础心律下的 QRS 波形相同,即可证实记录的电位就是希氏束电位而不是其他电位。有时这种方法是很困难的,因为希氏束导管起搏时不能完全排除同时刺激了右心室流出道的一部分而引起 QRS 波图形发生改变的可能,有时可以通过增加脉冲宽度而不是刺激强度的办法来解决这一问题。

另一种方法是以频率递增刺激起搏右心房导管,观察 AH 和 HV 间期的变化,如果 AH 间期延长而 HV 间期不变,即可证实此电位是希氏束电位而非其他电位。

2.导管损伤希氏束和束支

导管摆放时可损伤希氏束和左右束支系统而影响 AH 间期和 HV 间期,最常见的是右束支传导阻滞,一般在数小时内即可恢复。发生完全性房室传导阻滞的可能性极小,除非原来就存在左束支传导阻滞,摆放导管时又损伤了希氏束或右束支。

3.希氏束-浦肯野纤维系统对起搏刺激的反应

心房频率递增刺激或期前收缩刺激时对 HV 间期影响很小。如果房室结功能正常,在到达希氏束不应期前,刺激的脉冲依次传导到相应部位。随期前收缩刺激提前度的增加,最常见到的现象是出现右束支传导阻滞,这种现象也见于心房颤动时,表现为阿斯曼现象。而随着期前收缩提前度的进一步增加,右束支阻滞可能消失,表现出裂隙现象。这可以是一种正常的电生理现象。其原理为由于 AH 间期的进一步延长导致了右束支脱离不应期恢复了正常传导。一般而言,心房递增刺激时,周长≥400 毫秒时很少发生 HV 传导阻滞。如果心房起搏时房室结未发生文氏传导,但却发生了 HV 传导阻滞,则是一种严重的异常,可能是起搏器治疗的指征。

(九)心室

心室电生理检查特别重要,作用是诱发室性心律失常。在做心室电生理检查时,较强烈的刺激可能会导致心室颤动的发生。对于有心肌病、Brugada综合征、短QT综合征和先天性长QT综合征的患者,更需注意这种潜在的风险。

第三节　分子生物学检验

一、心肌标志物

(一)心肌肌钙蛋白

1.早期快速诊断急性心肌梗死

心肌肌钙蛋白已经成为诊断心肌梗死的首选标志物,尤其高敏肌钙蛋白检测方法的应用,可以检测极低水平的心肌肌钙蛋白浓度,缩短连续监测心肌肌钙蛋白水平的时间间隔,使快速排除和诊断症状及心电图改变不特异的胸痛患者成为可能。

高敏肌钙蛋白快速排除非ST段抬高型心肌梗死多采用最低检测限为临界值,当单独使用低于最低检测限或与心电图联合使用时,排除非ST段抬高型心肌梗死的阴性预测值在99%~100%,并且患者在30天内发生急性心肌梗死的阴性预测值也在99%~100%。但对于胸痛发作时间未超过1小时的患者,有漏诊的可能。

高敏肌钙蛋白高于第99百分位值提示存在心肌损伤,但需要结合心电图、症状和病史综合判断是否为急性心肌梗死。连续动态观察2个时间点的心肌肌钙蛋白水平升高或降低,可显著提高心肌肌钙蛋白用于诊断急性冠状动脉综合征的特异性和阳性预测值。若0~2小时或0~3小时间检测值的变化<20%,可基本排除急性心肌梗死等急性心肌损伤;若变化≥20%,可考虑非ST段抬高型心肌梗死的诊断。若心电图无明显异常或心电图改变不足以诊断急性心肌梗死,高敏肌钙蛋白水平也未升高,患者症状发作超过6小时,可出院接受负荷试验进一步明确诊断。如症状发作未超过6小时,3小时后复查高敏肌钙蛋白,若相邻2个时间点检测值变化<50%,且疼痛已缓解,GRACE评分<140,鉴别诊断除外相关疾病后可出院;若相邻2个时间点检测值变化>50%,可考虑非ST

段抬高型心肌梗死的诊断。

2.非急性冠状动脉综合征的心肌肌钙蛋白水平急性升高

在与心脏直接相关的疾病中,心肌肌钙蛋白水平高于第 99 百分位值伴或不伴连续观察的浓度变化,即使没有缺血的临床表现,也提示存在心肌损伤。心肌炎患者血液中的心肌肌钙蛋白水平升高,提示炎症已累及心肌,造成一定程度的心肌损伤。约 50%的急性肺栓塞患者心肌肌钙蛋白水平高于正常人上限,与心室功能异常和死亡风险增加有关。在急性心力衰竭中,心室压力过载导致心肌收到牵拉,从而导致心肌肌钙蛋白释放。在急性肺栓塞中,16%~50%的患者心肌肌钙蛋白水平超过正常人上限,主要是由于肺动脉压突然升高,可导致右心室心肌细胞牵张力增加,受损的心室细胞释放心肌肌钙蛋白。心肌肌钙蛋白升高的水平与右心室受损程度及死亡率显著相关。

3.非急性冠状动脉综合征的心肌肌钙蛋白水平慢性升高

慢性的非缺血性疾病也可以导致心肌肌钙蛋白水平轻度至中度的稳定升高,这些疾病主要包括稳定型冠心病、慢性心力衰竭等慢性心血管疾病、慢性肾功能不全、糖尿病、自身免疫性疾病、感染性疾病、癌症,以及外伤等。尤其在终末期肾病患者外周血心肌肌钙蛋白水平几乎均升高,除了由于肾功能滤过清除心肌肌钙蛋白水平的能力下降外,更重要的是这部分患者的主要并发症就是心血管疾病。轻、中度肾功能不全水平一般较正常者偏高,因此在该人群中诊断急性心肌梗死时需要结合临床谨慎解读。

4.预后评估

对于采用二级预防的高危人群和采用一级预防的普通社区患者中,外周血高敏肌钙蛋白水平升高或位于健康人浓度的上 1/3 区,对全因死亡、心血管死亡和心血管事件均有良好的预测价值,更重要的是心肌肌钙蛋白的风险评估能力独立于脑钠肽、血脂和 C 反应蛋白等危险因素。

(二)肌酸激酶同工酶

1.诊断急性心肌梗死

心肌损伤发生后 4~8 小时肌酸激酶同工酶水平开始升高,15~24 小时达到峰值,48~72 小时内恢复到正常水平,48 小时内肌酸激酶同工酶水平升高诊断急性心肌梗死的敏感性和特异性均超过 97%。2 周内若再次出现肌酸激酶同工酶水平升高,提示可能有再梗死发生。当心肌肌钙蛋白检测无法开展时,肌酸激酶同工酶质量法可以作为替代,并应采用性别特异的第 99 百分位参考上限作为界值,每 6 小时的系列检测将有助于找到峰值。假阴性的出现常由于采血检测次数较少,如仅在 24 小时内检测、在心梗后 4 小时内或 72 小时后检测。

2.治疗检测与预后评估

治疗后连续监测肌酸激酶同工酶,其释放的峰值水平和释放斜率能被用于评估再灌注。首次急性心肌梗死后 18 小时内,单独的肌酸激酶同工酶水平再次升高不能用于诊断再梗死,应联合 ST 段抬高、再次胸痛或血流动力学失代偿。对于首次急性心肌梗死后 18 小时外,单独的肌酸激酶同工酶水平再次升高或其他任意 1 个证据均可诊断再梗死,同样也适用于经皮冠状动脉介入治疗和冠状动脉搭桥术后再梗死。经皮冠状动脉介入治疗或冠状动脉旁路移植术术后肌酸激酶同工酶质量浓度的升高幅度与心肌受损程度相关,可预测术后死亡率。

3.非急性冠状动脉综合征导致的肌酸激酶同工酶水平升高

非急性冠状动脉综合征导致的肌酸激酶同工酶水平升高常见于心肺复苏后的心肌损伤、心脏复律、除颤、心脏或非心脏外科手术、伴有心脏挫伤的胸外伤和吸毒等。横纹肌溶解和肌炎等肌组织相关疾病也可导致肌酸激酶同工酶水平升高。

(三)肌红蛋白

1.早期诊断急性心肌梗死

肌红蛋白是首个用于急性心肌梗死诊断的非酶类标志物,由于肌红蛋白分子量较小,心肌细胞发生坏死 1～2 小时后肌红蛋白水平即可快速升高,4～12 小时达到峰值,24～36 小时恢复到正常水平。在急性心肌梗死早期诊断中,肌红蛋白具有高的敏感性和高的阴性预测价值,尤其在胸痛发生 4 小时内其敏感性高于肌酸激酶同工酶。1～2 小时内肌红蛋白水平升高 25%～40% 可提示急性心肌梗死高风险,胸痛后 2～6 小时内连续监测肌红蛋白诊断急性心肌梗死的敏感性可以达到 90%。但由于骨骼肌中存在大量肌红蛋白,因此肌红蛋白诊断急性心肌梗死的特异性较低。

2.非急性冠状动脉综合征中肌红蛋白水平升高

肌红蛋白水平的心源性升高,除急性心肌梗死外,还可见于心力衰竭、心肌病和心律失常。肌红蛋白在骨骼肌中广泛表达,因此非心源性肌红蛋白水平升高可见于骨骼肌外伤、供血不足、肌病、横纹肌肉瘤、横纹肌溶解和累积性肌营养不良,甚至健身等力量运动也可以导致肌红蛋白水平升高。较小的分子量也使其在肾衰患者体内不能被有效清除而致外周血水平升高。

二、脑钠肽

(一)心力衰竭的诊断

脑钠肽和 N 末端 B 型利钠肽原已经成为诊断心力衰竭首要的标志物,并作为心力衰竭程度判断的"尺子"之一。在急性心力衰竭的诊断中,脑钠肽<100 ng/L 排除急性心力衰竭阴性预测值 90%;脑钠肽>500 ng/L 诊断急性心力衰竭阳性预测值 90%。对于 N 末端 B 型利钠肽原,排除急性心力衰竭需要根据肾功能分层,肾功能正常者,N 末端 B 型利钠肽原<300 ng/L 排除急性心力衰竭阴性预测值为 98%～99%;诊断急性心力衰竭需根据年龄分层判断,50 岁以下成人 N 末端 B 型利钠肽原>450 ng/L、50 岁以上 N 末端 B 型利钠肽原>900 ng/L、75 岁以上>1 800 ng/L 诊断急性心力衰竭阳性预测值 94%。对于 N 末端 B 型利钠肽原和脑钠肽血浆水平介于排除和诊断界值之间的患者,结合临床和其他检验指标考虑舒张性心力衰竭和其他疾病的可能。

在慢性心力衰竭诊断中,N 末端 B 型利钠肽原和脑钠肽用于排除心力衰竭诊断和判断预后的价值更高。脑钠肽<35 ng/L 或 N 末端 B 型利钠肽原低于年龄分层的界值,心力衰竭诊断的可能性非常小。对于确诊的慢性心力衰竭患者,连续监测发现 N 末端 B 型利钠肽原和脑钠肽水平持续升高,提示患者预后不佳。

(二)呼吸困难患者的鉴别诊断

N 末端 B 型利钠肽原和脑钠肽可用于鉴别诊断急性呼吸困难患者,减少急诊留观时间和医疗成本。单纯呼吸系统疾病如慢性阻塞性肺疾病、肺炎、哮喘和间质性肺病等,N 末端 B 型利钠肽原和脑钠肽水平升高不显著。正常的 N 末端 B 型利钠肽原和脑钠肽水平可在急性呼吸困难患者中快速排除心力衰竭。

(三)指导心力衰竭的治疗

在心力衰竭患者治疗过程中,N 末端 B 型利钠肽原和脑钠肽水平下降越多,治疗获益越多。监测治疗前基线和后续 N 末端 B 型利钠肽原和脑钠肽水平,可作为心力衰竭治疗效果评估的实验室指标。尤其在急性左室射血分数降低性心力衰竭患者中,N 末端 B 型利钠肽原水平降低超过 30%或绝对值降低 4 000 ng/L,脑钠肽水平降低 50%或绝对值降低 350～400 ng/L 可作为治疗目标。病情稳定后,如脑钠肽水平升高 50%以上,提示心力衰竭失代偿可能。在慢性心力衰竭治疗中,N 末端 B 型利钠肽原<1 000 ng/L 或脑钠肽<100 ng/L 可作为治疗目

标值。病情稳定后，N 末端 B 型利钠肽原和脑钠肽水平仍升高，需要加强治疗和随访。

(四)心血管疾病风险评估

N 末端 B 型利钠肽原和脑钠肽水平是预测急慢性心力衰竭、心房颤动、冠心病和一般人群全因死亡、心血管死亡、心力衰竭住院的独立预测因子。定期连续检测二者水平对预后评估的价值更大，若检测值稳定或下降，则提示不良预后风险低；若检测值升高，提示不良预后风险增加，需要强化临床干预或随访。

(五)引起 N 末端 B 型利钠肽原和脑钠肽水平升高的非心力衰竭疾病

急性冠状动脉综合征、心肌炎、心肌肥厚、瓣膜病、心律失常、肺栓塞、肺动脉高压、心脏挫伤，以及心脏相关手术均可导致 N 末端 B 型利钠肽原和脑钠肽水平升高，且升高的幅度与不良预后相关。另外，缺血性脑卒中、蛛网膜下腔出血、肾功能不全、肝功能不全、肿瘤、慢性阻塞性肺疾病、严重感染、严重烧伤、贫血，以及内分泌系统疾病也可导致 N 末端 B 型利钠肽原和脑钠肽水平升高。

三、C 反应蛋白

(一)心血管疾病预后评估

超敏 C 反应蛋白水平可预测急性冠状动脉综合征患者的短期和长期死亡率，且独立于肌钙蛋白。超敏 C 反应蛋白>10 mg/L 的急性冠状动脉综合征患者，住院死亡率是超敏 C 反应蛋白<3.0 mg/L 患者死亡率的 3 倍。急性冠状动脉综合征症状出现 72 小时，超敏 C 反应蛋白水平高于 10 mg/L 的患者长期复发心血管事件或死亡的风险增加 2 倍，并且超敏 C 反应蛋白的预后评估能力独立于肌钙蛋白和 N 末端 B 型利钠肽原。不稳定心绞痛患者如果伴有 C 反应蛋白水平升高，比不伴 C 反应蛋白水平升高者发生心肌梗死、死亡的风险显著升高，需要再血管化治疗。同时，超敏 C 反应蛋白对于肌钙蛋白阴性和无肌细胞坏死的个体也具有预后评估价值。

(二)预测心血管事件

超敏 C 反应蛋白水平可独立于血脂、年龄等危险因素预测动脉粥样硬化性心血管疾病风险，<1.0 mg/L 为低风险，1.0～3.0 mg/L 为中风险，>3.0 mg/L 为高风险。对于标准风险评估处于临界状态和低密度脂蛋白胆固醇水平低于 7.2 mmol/L 的中、高风险人群，应检测超敏 C 反应蛋白预测动脉粥样硬化心血管和脑血管疾病风险。糖尿病患者超敏 C 反应蛋白>3.0 mg/L，提示心肌梗死、冠状动脉再血管化和脑血管病的发生风险增加 2 倍。在空腹和非空腹或者间隔 2 周检测超敏 C 反应蛋白水平的平均值较为稳定,更适用于风险评估。

(三)监测降脂药物疗效

他汀类药物除能降低血脂外还具有抗感染作用,能使超敏 C 反应蛋白水平降低,超敏 C 反应蛋白水平可作为他汀类降脂药治疗的靶标之一,降脂药物治疗后低密度脂蛋白胆固醇浓度降至 3.1 mmol/L、超敏 C 反应蛋白浓度降至 1.8 mg/L 可显著降低心血管事件的发生率和死亡率。

四、脂蛋白相关的磷脂酶 A_2

(一)心血管疾病风险评估

在所有人群中,包括低密度脂蛋白胆固醇水平较低的个体,脂蛋白相关的磷脂酶 A_2 是预测动脉粥样硬化性心血管疾病的独立危险因素。脂蛋白相关的磷脂酶 $A_2 < 200$ ng/mL 为低风险,$\geqslant 200$ ng/mL 且 < 223 ng/mL 为中风险,$\geqslant 223$ ng/mL 为高风险。健康个体脂蛋白相关的磷脂酶 A_2 水平升高,提示冠心病高风险,远期发生严重心脑血管事件风险增加。对于血压正常的个体,脂蛋白相关的磷脂酶 A_2 水平升高 2 倍,提示脑卒中高风险;对于高血压患者,脂蛋白相关的磷脂酶 A_2 水平升高 7 倍,则预示将要发生脑卒中。对于未经激素治疗的更年期女性,脂蛋白相关的磷脂酶 A_2 水平升高,脑卒中风险升高 64%。脂蛋白相关的磷脂酶 A_2 与 C 反应蛋白具有协同效应,二者水平同时升高,则动脉粥样硬化性心血管疾病风险显著升高。

(二)心血管疾病预后评估

急性冠状动脉综合征患者急性发作期脂蛋白相关的磷脂酶 A_2 水平与预后相关,且独立于低密度脂蛋白胆固醇和 C 反应蛋白。

(三)脑卒中预后评估

脂蛋白相关的磷脂酶 A_2 水平与脑卒中首次发生和复发风险相关,脂蛋白相关的磷脂酶 A_2 水平最高四分位数者的缺血性卒中风险为最低四分位数者的 2 倍。急性缺血性脑卒中发生后脂蛋白相关的磷脂酶 A_2 水平急剧降低,由平均 210 ng/mL 下降到 169.4 ng/mL。如脑卒中后脂蛋白相关的磷脂酶 A_2 水平仍高,预示脑卒中复发和心血管事件风险增加。

第四节　影像学检查

一、X线检查

心脏及大血管病变经X线检查,根据心轮廓的改变、房室和大血管的增大或变小、搏动增强或减弱,以及肺循环的改变来分析疾病的状况。因此,在分析X线表现时必须注意心脏、大血管的形态与肺循环的改变。

心脏增大包括心肌肥厚和心腔扩张。有些疾病的发展往往开始的表现为心肌代偿性增厚,然后再出现心腔扩大。但是X线检查只能通过心胸比率确定心脏是否扩大,而不能区别是肥厚或者是扩张。确定心脏增大最简单的方法为心胸比率法。心胸比率是心影最大横径与胸廓最大横径之比,心脏最大横径取心影左、右缘最突出的一点与胸廓中线垂直距离之和,胸廓最大横径是在右膈顶平面取两侧胸廓肋骨内缘之间的最大距离。正常成人心影横径一般不超过胸廓横径的一半,即心胸比率≤0.5,这是一种粗略估计方法。心胸比率＝心脏横径/胸廓横径＝(T_1+T_2)/胸廓横径。

(一)左心室增大

心尖向下、向左延伸;相反搏动点上移;左心室段延长、圆隆并向左扩展;左前斜位旋转60°时,左心室仍与脊柱重叠,室间沟向前下移位;左侧位:心后间隙变窄甚至消失,心后下缘的食管前间隙消失。左心室增大通常要考虑高血压性心脏病、瓣膜性心脏病、先天性心脏病、缺血性心脏病。

(二)右心室增大

1.后前位

心腰平直或隆起,肺动脉段延长,心横径增大,心尖向上翘。增大显著时,心向左旋转,心腰更加突出,主动脉球则不明显。

2.侧位

心前缘与前胸壁的接触面增大,同时漏斗部和肺动脉段凸起,此为右心室增大的一个重要征象。

(三)左心房增大

1.右前斜位

食管中段受压向后移位。

2.后前位

在心右缘出现增大的左心房右缘形成的弓影,心底部双心房影。

3.左前斜位

左主支气管受压抬高。

(四)右心房增大

1.左前斜位

右心房段延长超过心前缘长度一半以上,膨隆,并与心室段成角。

2.后前位

心右缘下段向右扩展、膨隆,最突出点位置较高。

(五)全心增大

1.后前位

心影向两侧增大,心脏横径显著增宽。

2.右前斜位和侧位

心前间隙和心后间隙均缩小,食管普遍受压后移。

3.左前斜位

支气管分叉角度增大,气管后移。

二、CT 检查

CT 检查是一种用于显示心脏结构和评估心脏功能的检查方法。冠状动脉 CT 血管造影是目前评估冠状动脉狭窄及其程度的最有效的无创性方法。它的应用能使很大一部分患者避免有创性冠状动脉造影的风险,同时降低了检查费用。其阴性预测值高,因此冠状动脉 CT 血管造影检查无异常者,基本可排除冠心病。但冠状动脉 CT 血管造影仍存在局限性,如果主动脉钙化、运动伪影等因素影响较大,尤其在冠状动脉管壁钙化时,冠状动脉 CT 血管造影无法对相应部位冠状动脉管腔狭窄程度进行准确评价,其阳性预测值不理想。对于阳性患者,必要时仍需实施冠状动脉造影以明确诊断。

(一)冠心病的诊断

冠状动脉 CT 血管造影与介入冠状动脉造影相比,其准确性如下:①扫描失败率＜5％;②诊断阻塞性冠状动脉病变的敏感度为 98％,特异度为 88％;③在冠状动脉狭窄程度平均为 61％ 的患者中,冠状动脉 CT 血管造影的阴性预测值为 96％,阳性预测值为 93％。

1.适应证

(1)不典型胸痛或憋气症状的患者,心电图不确定或阴性,且患者不能做或不愿接受心电图负荷运动试验检查。

(2)患者有胸痛症状,心电图负荷运动试验或核素心肌灌注不确定诊断或结果模棱两可。

(3)评价低风险胸痛患者的冠心病可能性或发现引起症状的其他原因。

(4)无症状的中、高度风险人群的冠心病筛查。

(5)临床疑诊冠心病,但患者不接受经导管冠状动脉造影检查。

(6)对于已知冠心病或冠状动脉粥样硬化斑块临床干预后病变进展和演变的随访观察。

2.禁忌证

既往有严重的对比剂变态反应史,不能配合扫描和屏气的患者,妊娠期、临床生命体征不稳定、严重肾功能不全的患者。

(二)对冠状动脉狭窄和斑块成分的评价

按照冠状动脉CT血管造影表现将斑块划分为钙化、非钙化和混合斑块,在冠状动脉中有斑块就会有狭窄,根据冠状动脉的狭窄程度分为轻度($<50\%$)、中度($50\%\sim75\%$),以及高度($\geqslant75\%$),超过99%为完全闭塞,且钙化积分数值越大,则表示钙化含量越多。钙化积分由CT峰值记分系数与钙化面积的乘积得出,CT峰值记分系数:$1=(130\sim199)HU,2=(200\sim299)HU,3=(300\sim399)HU,4\geqslant400\ HU$。钙化会产生伪影,对测量及分析狭窄程度有一定影响。在判断狭窄程度时要求从断面测量,即斑块的直径和邻近血管的直径的比值。软斑块及混合斑块在冠状动脉的严重程度较硬斑块高,尤其混合斑块形成的管腔狭窄较重,必须要注意狭窄远端血管充盈程度。目前在影像诊断中冠状动脉狭窄$\geqslant75\%$时考虑有意义,需要冠状动脉支架治疗。

(三)在评价急性胸痛患者中的应用

胸痛三联检查是指通过一次注射对比剂实现冠状动脉、胸主动脉和肺动脉联合成像。适用于突发胸痛患者急性冠状动脉事件、急性主动脉夹层和急性肺动脉栓塞的鉴别诊断。多层螺旋CT检查的优点是快捷、高效,一次采集完成肺血管、冠状动脉、心脏,以及对升主动脉和降主动脉的扫描,技术成功率在85%以上。但是,因扫描辐射剂量较高,临床应该根据适应证和对比其他影像学方法,优选应用。

(四)左心室功能的评价

对于心率慢的患者,应用回顾性心电门控技术,以 10％R-R 间期重建,得到 10 期相的图像顺序循环播放,动态观察心脏的收缩舒张运动。输入患者的身高、体重等信息,软件自动计算出左室射血分数、左心室收缩末期容积、左心室舒张末期容积、每搏输出量、心排血量等指标。此外,还能显示二尖瓣瓣膜钙化、二尖瓣狭窄合并主动脉瓣钙化、主动脉瓣脱垂、心包积液。但对于心率快的患者,由于时间、分辨率不足,可能导致采集的舒张和收缩期图像不足,会影响测量准确性。

(五)非冠状动脉手术前评估冠状动脉的价值

对于瓣膜病、成人先天性心脏病,且冠心病低度风险的患者,外科术前行冠状动脉 CT 血管造影可以准确排除冠心病可能性,69％以上的患者可避免经导管冠状动脉造影检查。

(六)心脏移植术后对冠状动脉的检查

心脏移植术后行冠状动脉检查,对于评估患者的预后很重要。与冠状动脉造影相比,冠状动脉 CT 血管造影诊断移植心脏冠状动脉病变的敏感性和特异性分别为 70％和 92％。

(七)冠状动脉搭桥术后评估

由于桥血管受心脏搏动影响较小,加之管径较粗,近端吻合口及桥血管的评价较为容易。在金属留置物及管壁钙化等因素的影响下,多层螺旋 CT 检查对桥血管远端吻合口及引流动脉的评价存在不足。

(八)冠状动脉支架术后评估

冠状动脉支架术后的 CT 成像作为评估手段具有挑战性,因为金属丝导致的硬线束伪影,或称"晕状伪影"。该伪影导致管腔被遮盖,从而无法评估。对于 ≥3.0 mm 支架和低中度再狭窄风险的患者行冠状动脉 CT 血管造影是可行的,对于 ＜3.0 mm 支架的评估则受限。

(九)冠状动脉和冠状动脉畸形的评价

双源 CT 检查可以很好地显示右冠状动脉起源异常和走行及在心动周期内的变化,为阐明心肌缺血提供线索,先天性心脏病多层螺旋 CT 检查诊断准确率为 83％,先天性心脏病合并冠状动脉开口与走形异常的比例较高,常见的有冠状动脉-肺动脉瘘、冠状动脉-右心室瘘等。冠状动脉解剖对先天性心脏病手术影响很大,无论是否存在冠状动脉开口与走行异常,手术前必须明确冠状动脉开口与走行情况。CT检查在显示心脏大血管解剖的同时可显示冠状动脉,患者的冠状动脉开口与走行显示效果尚需进一步改善。

(十)电生理射频消融术前诊断

在双心室起搏器植入前明确心脏冠状静脉解剖;心房颤动射频消融之前用于明确患者的肺静脉解剖,测量左心房大小、与周围组织关系,以及除外左心房附壁血栓。

(十一)心脏和血管解剖结构的诊断

明确超声心动图的异常发现,如心包病变、心脏肿块或肿瘤、心内膜炎、左心室心尖部的血栓、冠状动脉瘘,以及肺动脉、肺静脉和主动脉弓部的异常等。瓣膜病不是CT检查观察的重点,但是对于主动脉瓣周围、窦管交界处病变,以及主动脉瓣术前与术后复杂病变的诊断,如大动脉炎累及主动脉瓣、瓣周瘘等,CT检查有一定优势。

三、MRI检查

(一)在缺血性心脏病中的临床应用

适应证:静息时患者心电图异常,不能耐受运动平板试验;介入治疗前明确冠状动脉的大血管及其分支情况;介入治疗术前心脏室壁运动情况,评价其收缩功能。小剂量多巴酚丁胺负荷试验可用于测定左心室室壁运动,检测隐匿型冠心病,心脏MRI网格标记技术可提高负荷试验的准确性,心脏MRI频谱技术可识别早期心肌缺血。

MRI检查能够发现缺血区心肌的信号减低,延迟期成像无异常。梗死心肌室壁变薄,节段性室壁运动减弱甚至消失,心肌首过灌注成像显示灌注减低或缺损,延迟期成像显示梗死心肌呈明显高信号。急性梗死心肌信号强度增高,T_2WI尤为明显。陈旧性梗死由于心肌纤维化,信号强度减弱,同样以T_2WI较为显著。

(二)在非缺血性心脏病中的临床应用

1.扩张型心肌病

电影MRI显示节段性或者全心室运动异常,左心室或双心室的心肌收缩功能普遍下降,收缩期室壁增厚率降低,EF值多在50%以下;心肌信号改变,在T_1WI、T_2WI表现为较均匀等信号。黑血序列、亮血序列,以及增强扫描可显示附壁血栓,在 T_2WI 多成高信号。

2.肥厚型心肌病

(1)左心室心肌不均匀增厚,常＞15 mm,主要累及前室间隔及左心室前壁中部和基底部,肥厚心肌/左心室后壁厚度＞1.5 mm。

(2)病变常伴有左心室心腔缩小、左心室流出道狭窄、左心室舒张功能减低、二尖瓣关闭不全等。

(3)晚期左心室扩张,收缩功能降低。

3.限制型心肌病

(1)双心房扩大,上下腔静脉及门静脉扩张。

(2)单心室或双心室舒张功能受限,表现为舒张早期的狭窄的喷射影,心室舒张期血流峰值/心房舒张期血流峰值＞2。

(3)心室腔正常或略缩小,心室壁厚度正常,心室收缩功能正常或轻度减低。

心房高度扩大和心室腔不大是原发性限制型心肌病的特点,心尖部闭塞伴心内膜条带状强化可能是心内膜下心肌纤维化的重要特征。目的除了显示心室舒张受限外,主要是鉴别限制型心肌病与缩窄性心包炎。缩窄性心包炎的心包厚度在横断面上测定＞4 mm。另外,由于异常舒张期室间隔运动是缩窄性心包炎常见的表现,所以应用电影 MRI 观察室间隔运动有助于两者的鉴别诊断,但MRI 检查不能很好显示心包钙化。

4.致心律失常型右心室发育不良

右心室局部室壁运动消失或运动障碍或收缩不同步,右心室舒张末期容量/体表面积＞10。

(三)在评价心功能中的临床应用

心脏MRI检查时间及空间分辨率高,在充血性心力衰竭患者的评估中发挥着重要的作用,心脏多层短轴成像排除了超声测量的几何学假设,获得准确的心肌及心脏容量定量数据,准确地评估左、右心室的大小、形状和功能,识别淀粉样变性和心肌致密化不全等的特异形态。用对比成像测定血流速度,可进行舒张功能的评估。

(四)在心脏瓣膜病中的临床应用

临床上,超声心动图在心脏瓣膜病的诊断上具有优势,然而在判断瓣膜反流的严重程度上的定量分析并不成功,只能大致评估。心脏 MRI 检查通过测定电影 MRI 的信号流空和测定两心室的每搏输出量的差异等方法,能定量分析瓣膜的反流程度。此外,能精确显示心脏瓣膜的厚度及其开放、关闭功能,受累瓣口的大小,瓣膜的狭窄、关闭不全,以及赘生物等,同时可通过血流速度的三维成像观察血流动力学变化,用于介入或外科手术的术前评估和术后随访研究。

(五)在心包疾病和心脏肿瘤中的临床应用

MRI 检查能够准确显示心包的形态、厚度,以及心包腔积液,对缩窄性心包炎等心包病变有很高的诊断价值。心脏 MRI 快速成像技术可从形态、功能、灌注等多方面观察心脏、心包,确定心脏肿瘤的位置和大小,心腔内外浸润范围,与周围组织的关系,周围大血管,以及肺与纵隔的情况,为心脏肿瘤的诊断提供了又一有效而直观的方法。心脏 MRI 检查对少数心脏肿瘤可作出定性诊断,如脂肪瘤、纤维瘤、黏液瘤等都具有特征性的信号改变,但是大多数心脏肿瘤的类型诊断难度较大,且肿瘤的良、恶性质在 MRI 信号上难以区分。

四、冠状动脉造影

(一)临床指征

1.非急性心肌缺血

非急性心肌缺血患者可接受择期冠状动脉造影。根据临床表现、无创检查,怀疑或确诊冠心病的患者应接受冠状动脉造影,以确定诊断、评估病情和选择治疗方案。某些血管重建,如左主干或慢性完全闭塞病变支架术后,考虑造影随访也是合理的。对于已知冠心病或严重外周血管病变的患者,大型外科手术前应考虑冠状动脉造影。对于拟非冠状动脉心外科手术的中老年患者,术前应行冠状动脉造影。

2.ST 段抬高型心肌梗死

对于 ST 段抬高型心肌梗死患者,发病 12 小时内或超过 12 小时但仍有缺血证据的,应尽快接受冠状动脉造影和必要的血管重建。对于就诊于经皮冠状动脉介入治疗中心的患者,应争取在首次医疗接触后 90 分钟内开通病变血管。如最初无条件行介入手术而接受静脉纤溶治疗,应在纤溶后尽快转运至有条件的医院。临床判断纤溶失败者,立即冠状动脉造影和补救血管重建;纤溶成功者,应在溶栓 3～24 小时内接受冠状动脉造影和必要的血管重建。对于心肌梗死后任何时间休克、心力衰竭等血流动力学不稳定的患者,应尽快实现冠状动脉造影和必要的血管重建。对于复苏成功的心源性猝死患者,除非有明确的其他原因,也应行冠状动脉造影检查。

3.非 ST 段抬高急性冠状动脉综合征

对于非 ST 段抬高急性冠状动脉综合征患者,应根据危险分层决定冠状动脉造影的紧迫性。

(1)很高危患者应在首次医疗接触 2 小时内行冠状动脉造影和必要的干预:血流动力学不稳定或休克,药物不能控制的再发或持续胸痛,威胁生命的心律失常或心搏骤停,心肌梗死机械并发症,急性心力衰竭伴顽固心绞痛或 ST 偏移,反复动态 ST 段或 T 波改变尤其间歇 ST 升高者。

(2)高危患者应在 24 小时内实施介入诊疗:心脏肌钙蛋白动态改变,心电图 ST 段或 T 波动态改变,GRACE 危险评分>140 者。

(3)中危患者应在 72 小时内介入诊疗:合并糖尿病、肾功能不全、心力衰竭或左室射血分数<40%、心肌梗死后早期心绞痛、近期经皮冠状动脉介入治疗史、既往冠状动脉搭桥术史、GRACE 危险评分 109~139、症状再发或无创检查见心肌缺血者。

(4)低危患者行无创检查:包括无创影像学检查,必要时冠状动脉造影。

由于技术的进步,冠状动脉造影的禁忌范围较以往缩小,罕见绝对禁忌证。相对禁忌证包括感染、急性肾功能不全、严重贫血、活动性出血或严重凝血功能障碍、未控制的高血压、严重电解质紊乱、洋地黄中毒和严重心电不稳定等。造影剂过敏患者,使用包括糖皮质激素在内的抗过敏药物,可以安全使用造影剂。一些因素增加并发症风险,包括高龄、肥胖、糖尿病、慢性阻塞性肺病合并低氧、肾功能不全、贫血、心力衰竭、肺高压、严重周围血管病、未控制的高血压,以及近期心肌梗死或近期脑卒中。决策时应考虑风险-获益比、预期寿命、生活质量,以及患者的意愿。

(二)操作与器械

冠状动脉造影采用桡动脉入路,患者术后更早离床,严重并发症也较少。但是经桡动脉导管到位需要较多操作,到位后同轴率和稳定性也较经股动脉路径低。而且桡动脉径路较细,容易痉挛,主动脉-头臂干迂曲、变异较常见,均影响操作。因此,对于病情急、重、复杂的患者,股动脉路径仍是可靠选择。肱动脉入路离 X 线发射器近,且血管不易固定,止血要求高,故只在少数情况下使用。

股动脉穿刺点通常选择腹股沟韧带下 1 cm 搏动最强处。韧带位于髂前上棘与耻骨联合连线,不以体表皱褶为标记。经典 Seldinger 法穿刺股动脉前壁建立通路,应避免穿透后壁造成血肿。股静脉在动脉内侧,神经在外侧,穿刺时应注意避开。如果误穿静脉,必须在完全退出体表、压迫止血后再进行尝试,避免在皮下调整造成动静脉瘘。常见并发症有血肿、假性动脉瘤、动静脉瘘、动脉夹层等，腹膜后血肿是隐匿而严重的情况。桡动脉入路取桡骨茎突近心端 1～2 cm 动脉搏动最强、走行最直处。因为桡动脉较细，只穿透前壁的操作困难，故较多利用套管针行透壁穿刺。操作时由桡动脉前壁进针，穿透前壁、后壁，缓慢回撤，至针上的套管前端退至血管内，尾部回血，即抽出针芯，送入导丝建立通路。因为透壁穿刺的针细、桡动脉浅表固定，故压迫止血容易；而且有尺动脉代偿掌部血流，止血期间即使完全阻断桡动脉，也少见严重并发症。即使如此，血肿和动脉内膜损伤仍时有发生，罕见动静脉瘘和永久神经损伤。

冠状动脉造影一般使用的是贾金斯冠状动脉导管。经股动脉入路的左、右冠状动脉造影分别用贾金斯冠状动脉导管左 4.0、右 4.0，如果主动脉窦和升主动脉过大或过小，可分别更换大号（5.0、6.0）或更小号（3.5、3.0）导管。开口位置变异，常规导管到位困难者，可选用 Amplatz 等特殊导管。经桡动脉入路造影一般使用比经股动脉者小一码的导管，如贾金斯冠状动脉导管 3.5。为减少更换导管操作引起的血管痉挛，经桡动脉造影更常使用左右冠状动脉都可到达的共用管，但是其操控性及与到位后与冠状动脉的同轴性并不总是理想。

血管病变在横截面上的分布各向不均匀，判断时通常要求 2 个接近正交投照位的影像；冠状动脉行程呈三维弯曲，各血管段需要不同方向的投照以充分展开；分叉、平行血管的存在，也要求特定的投照角度以展开、避免重叠。冠状动脉树各部位的最佳投照方案适用于多数患者。当存在变异时，需要个体化地调整角度、增加投照。即使如此，仍会有些细节不能暴露，有时需要血管内超声、光学相干断层扫描技术等腔内影像技术弥补造影的局限。

（三）并发症

1.死亡

所有严重并发症得不到正确、及时的处理都可能进展至死亡。冠状动脉造影死亡率低于 0.1%。

2.脑血管意外

来自径路血管、主动脉、冠状动脉和导管的血栓、脱落斑块甚至气泡都可能引起脑栓塞，持续低血压、脑灌注不足可引起缺氧性脑病，以及未控制的高血压和抗凝都是脑出血的危险因素。

3.肺水肿

对于原有心功能不全的患者，因为长时间平卧、造影剂和补液造成的容量扩张、术中缺血加重等，可加重心力衰竭引起肺水肿。对高危患者应保持警惕，出现血压升高、心率加快、烦躁、气促、咳嗽等征象时应及时识别和处理。

4.血管夹层

血管径路、主动脉或冠状动脉均可发生,通常与操作不当有关,冠状动脉夹层可逆行扩展至主动脉,升主动脉夹层也可累及冠状动脉开口。术者经验不足、使用高张力导管,均易引起冠状动脉主干夹层,致死风险高。任何时候都应保持观察导管形态和压力曲线。导管嵌顿、顶壁时压力下降、曲线呈衰减型,应及时纠正。导管与冠状动脉难以同轴时,推注造影剂应十分小心,X线监视下从轻推开始。建立血管入路不顺利时应保持冷静,X线指导穿刺或更换操作者有助控制损伤。

5.心肌缺血

每次造影剂充盈冠状动脉都会造成一过性心肌缺血,通常不会发生明显后果。但是如果长时间充盈,例如导管嵌顿完全阻断血流时,则后果严重。所以应习惯每次推注造影剂前查看导管压力曲线。空气栓塞并不少见,后果可能很轻微,也可能致死,因此要严格回抽排气操作,注意导管连接部、阀、注射器内气泡,压力曲线衰减时应查找原因,手动推注造影剂时应习惯注射器尾部朝上,采用密闭自动推注系统,均有助减少气体栓塞。血栓形成和脱落栓塞是造成缺血的另一原因。应充分抗凝,长时间手术时定时冲刷导管,避免导管内回血凝固。此外,冠状动脉痉挛、夹层、器械阻塞都可引起心肌缺血,多见于干预性手术。

6.心律失常

因导管刺激而引起的心律失常较常见,通常为期前收缩,不会导致严重后果。心功能严重受损或电不稳定时,却可能诱发持续心动过速甚至心室颤动。即使冠状动脉没有病变,导管或造影剂造成右冠状动脉或窦房结支长时间缺血,也容易发生心室颤动,应注意避免。迷走反应、严重缺血或缺血再灌注均可引起心动过缓、传导阻滞或停搏。连续用力咳嗽、快速补液、使用阿托品,有助缓解迷走反应;准备药物或起搏器的同时,应积极排除和纠正缺血等病因。

7.造影剂过敏

新型造影剂减少了大部分患者的变态反应和其他不适反应,但是特异质、哮喘或有造影剂过敏史的患者仍是高危人群。低血压、支气管痉挛、喉头水肿和过敏性休克等严重反应虽然罕见,却可能迅速发生而且致命,术中应密切注意,即使早期的轻度反应也应及时干预。糖皮质激素、抗组胺药有助预防和控制变态反应,严重患者需使用肾上腺素。

8.低血压

迷走反应、容量不足和血管扩张药物、变态反应、大出血、心脏压塞等均可以表现低血压,但首先要排除的是冠状动脉缺血加重导致的泵功能受损。后者见于左主干或其他重要冠状动脉急性闭塞狭窄显著加重时。对于冠状动脉基础病变严重的患者,导管深插阻碍血流,甚至造影剂推注量大、充盈时间长,都可能引起血压降低。

9.穿刺部位并发症

穿刺部位并发症包括局部出血、血肿、假性动脉瘤、动静脉瘘、动脉夹层和血管闭塞等。严重并发症多见于股动脉入路,腹膜后出血可能是隐匿而致命的。使用血管闭合装置可减轻医师的工作量、缩短患者的卧床时间、改善患者术后感受,但不会减少出血风险,可能轻微增加感染、栓塞和血管闭塞的风险。

10.导管意外

常见的导管意外是导管拧、折,这时操作不能有效传递至管尖,压力曲线呈衰减型。反方向操作,配合导丝支撑通常可松解。少见导管打结,应避免操作不当缩紧结环,应调整至主动脉弓等宽大血管内,由有经验术者配合导丝松解。损坏的导管不应继续使用。

中医特色疗法治疗心血管疾病

第一节　常用药物

一、生地黄

生地黄为玄参科植物地黄的块根,其性味甘、苦,寒,归心、肝、肾经,功效为清热凉血、养阴生津、补血止血。《神农本草经》中有"味甘,寒。主折跌绝筋伤中。逐血痹,填骨髓,长肌肉。作汤除寒热积聚。除痹生者尤良。久服轻身不老"的记载。《名医别录》中也强调,干者"破恶血,通血脉",生者"胎不落……瘀血",因此生地黄有良好的活血化瘀效果。可用于热入营血、温毒发斑、吐血衄血、热病伤阴、舌绛烦渴、津伤便秘、阴虚发热,骨蒸发热、内热烦渴。

生地黄对于心血管疾病的预防和治疗有一定的效果。现代研究证明,生地黄有较好的强心作用,可使心功能得到恢复;能改善高血压引起的头痛、头晕、失眠等症状,并减慢心率,有一定的降压作用;保护心肌,减轻缺血、缺氧对心肌的损伤,可用于冠心病的治疗;通过抑制血小板凝集,激活对抗凝血酶,活化纤维蛋白溶解系统,从而预防血管内血栓的形成。同时,临床观察到生地黄在降低血脂方面也有积极的影响。在心血管疾病的治疗过程当中,生地黄的活血化瘀之功力不可小觑。

生地黄用于心系疾病,多用于炙甘草汤,"伤寒脉结代,心动悸,炙甘草汤主之",方中用生地黄、麦冬、麻仁、阿胶、大枣等柔药补血养阴,并以炙甘草、人参、生姜、桂枝、清酒等刚剂益气通阳行血,两组药物刚柔相济,不仅使阴阳并调,而且体现了张仲景"阴阳自和,必自愈"的治疗原则。

生地黄用量为30～60 g,若为一般用量,对于病情严重者往往效果不显。同时,临床应用地黄要量力而行,不可用量过大,若剂量过用也有一定中毒的风险,如表现出头晕、头痛、周身乏力，继则呼吸困难、口鼻流粉红色泡沫、大汗淋漓、不省人事、面色苍白、瞳孔缩小、对光反射消失、口唇发绀、心律不齐等中毒症状，此时应及时停药，并采取相应急救措施。临证中若见胃肠虚弱或腹泻下痢者，应酌情减少生地黄用量。

二、柴胡

柴胡为伞形科植物柴胡或狭叶柴胡的干燥根，其性微寒，味苦、辛，归肝、胆、肺经，具有疏散退热、疏肝解郁、升举阳气的功效，《神农本草经》中记载："味苦平。主心腹，去肠胃中结气，饮食积聚，寒热邪气，推陈致新。久服轻身，明目益精"。研究表明，柴胡有着较好的降血脂、抗氧化、改善胆固醇代谢，以及调节血液凝固等作用，对于动脉硬化的改善和预防效果显著。

古代医家很早就认识到肝和心关系密切，从五行关系上看，肝属木，心属火，木能生火，系为母子关系，正如《素问·阴阳应象大论》中提出："东方生风，风生木，木生酸，酸生肝，肝生筋，筋生心。"说明了两者相互资生、相互助长的关系。从气血调节方面看，肝主疏泄，通调人体一身之气机而藏血，气血流通，则血脉充盈，心有所主，《血证论》说："以肝属木，木气冲和调达，不致遏郁，则血脉通畅。"同时，在情志方面，心藏神，肝藏魂，心主神志，肝主疏泄，正常的情志活动有赖于气血的运行，说明情志活动不仅是心的生理功能体现，亦与肝脏关系密切。

柴胡用量为 9～15 g，柴胡气升散，肝阳上逆、肝风内动、阴虚火旺者不可用。临证中心绞痛患者，症见心脉不畅、胸闷、善太息、情志抑郁、胸痛不甚、纳呆、舌质黯、脉弦，治宜疏肝理气，在四逆散基础上加香附、川芎、陈皮，组成柴胡疏肝散。四逆散疏肝理气；香附、陈皮增强理气之功；川芎为血中之气药，既可活血，又可调畅气机。胸痛甚者，四逆散基础上加丹参饮，增强活血通脉之功。

三、升麻

升麻为毛茛科植物大三叶升麻、兴安升麻或升麻的干燥根茎，是传统发散风热类中药。其味辛、微甘，性平、微寒，临床具有发表透疹、清热解毒、升举阳气的功效。《神农本草经》中有"解百毒，杀百精老物殃鬼，辟温疫瘴气、邪气、蛊毒"的记载。《名医别录》中也曾记载升麻"主解毒……头痛寒热、风肿诸毒，喉痛口疮。"现代研究表明，升麻有良好的抗炎、抗过敏、抗氧化、抗病毒、抗肿瘤、抗抑郁、抗骨质疏松，以及保护神经元等方面的作用，临床中常用于风热头痛、咽喉肿痛、热毒下痢、疮疡肿毒、发斑发疹、子宫脱垂等疾病的治疗。

升麻配伍不同，功效各异。升麻协解表药可疏散表邪，配桑叶、菊花可疏散风热,配麻黄、紫苏叶可发散风寒,配清热药如牡丹皮、大青叶可清泻里热,配石膏可清解阳明之热,配牛黄可解热毒内陷心包,配钩藤、龙齿可治热极生风,配柴胡、葛根可升发阳气。

升麻与柴胡配伍可用以治疗心悸、胸痹患者。柴胡辛、甘、微寒,具有发表透疹、清热解毒、升阳举陷的功效。升麻与柴胡的配伍首创于李东垣,东垣制方六十三首,其中二十八首以升阳为主要治法。升阳二十八方中,用升麻者二十四方,用柴胡者二十方,升麻、柴胡同用者十六方。由此可见,生阳药虽有种种,然升麻、柴胡每多必用。

四、附子

附子为毛茛科乌头的子根,其性辛、甘、温,有毒,与人参、大黄、熟地黄并称为"药中四维",为扶阳第一要药。功擅回阳救逆,补火助阳,逐风寒湿邪,有"除六腑之沉寒,补三阳之厥逆"之功效。《神农本草经》中言:"味辛温。主风寒咳逆,邪气温中,金创,破癥坚积聚血瘕,寒湿踒躄,拘挛,膝痛,不能行步。"张景岳也认为附子"浮中有沉、走而不守,因其善走诸经"。现代药理研究发现,附子具有心血管系统的正性肌力、抗心律失常、扩张外周血管及增加血流、增强机体免疫力、抗炎止痛等作用。

临证中见胸闷、胸痛、心悸等患者,同时并见口干、鼻干、咳吐黄痰、耳鸣眩晕,或见面红、烦热、乏力、腰膝酸软者,均乃肾气虚衰、下元不藏、无根之火上扰所致。《景岳全书》云:"道产阴阳,原同一气火为水之主,水即火之源,水火原不相离矣。"若肾水不潜,水中之火无法包容,就会出现火性炎上或易于跑散外露之特征,表现在心系疾病上,会出现心慌、心悸、胸闷、胸痛等相火扰心之病证。若出现阴盛于内、阳浮于外之候,可在应用附子温阳的同时酌加潜镇之品,如龙骨、牡蛎、磁石、龟甲等。正如祝味菊《伤寒质难》中言:"温以壮其怯,潜以平其逆,引火归源,导龙入海,此皆古之良法,不可因其外形之兴奋,而滥与清滋之药也"。

五、蒲黄

蒲黄为香蒲科植物水烛香蒲、东方香蒲或同属植物的花粉,其味甘、性平,入肝、心包经。《神农本草经》中记载:"蒲黄,味甘,平。主心腹膀胱寒热,利小便,止血,消瘀血。久服轻身,益气力,延年神仙。"故蒲黄具有止血、化瘀、利尿之功效。

临证中蒲黄多与五灵脂配伍,组成失笑散,通利血脉,祛瘀止痛,进而可推陈致新,主治瘀血内停证。失笑散对血小板聚集有明显抑制作用,其中蒲黄作为主药之一,能扩张周围小血管,改善微循环,蒲黄可使离体蛙心冠状动脉血流量增加35％,使纤颤兔心冠状动脉血流量增加43％。还可增强心肌对减压缺氧的耐受力,改善心电图缺血反应,增强心肌收缩能力。研究发现,蒲黄对于心肌收缩能力具有双向调节作用,低浓度时能够增加体外心脏收缩力,高浓度时能够抑制体外心脏收缩力。同时,蒲黄在镇痛、抗凝、促进血液循环、降低血脂、防止动脉硬化、保护血管内皮损伤,以及增强免疫力等方面也有一定的积极作用。临床上常将蒲黄应用于心绞痛、高脂血症、动脉粥样硬化、心肌梗死、原发性高血压等心血管疾病的治疗当中,辨证准确,疗效显著。

研究表明,小剂量应用蒲黄作用于心血管系统时,可增加冠状动脉血流,降低血脂,并能抗血小板聚集,适用于冠心病的治疗;大剂量使用蒲黄时主要产生的是降压作用,对于原发性高血压有较好的效果。

六、党参

党参为桔梗科植物素花党参或川党参的干燥根,其性味甘、平,归脾、肺经,具有补中益气、健脾益肺、补血生津的作用,被广泛应用于临床肺脾气虚、气血两虚等证的治疗,临证中多与黄芪配伍,以治疗心气虚证。药理研究发现,党参在降压、抗溃疡、抗缺氧、抗应激、抗疲劳、调节血糖、促进造血、增强机体免疫、延缓衰老等方面发挥积极的作用。

中医学认为,气为血之帅,气行则血行,气虚则血瘀。因此,在慢性心力衰竭过程中,心气虚是其基本病机,补气贯穿治疗慢性心力衰竭的始终。心力衰竭为本虚标实证,气虚、阳虚为本,瘀血阻滞、水饮内停为标,气虚血瘀、阳虚水泛是最主要的病机。因此,治疗心力衰竭首当补气,党参与黄芪配伍可治疗心气亏虚、心阳虚弱、无以温养心脉,症见气短、乏力、下肢水肿等症状的患者。党参可改善心肌的收缩和舒张功能,并能促进心排血量、冠状动脉流量、每搏输出量增加;黄芪则具有强心作用,能显著提高左心室收缩功能。

与人参、西洋参、太子参等相比,党参药力平和,味甘,既补脾肺之气,又健脾养血,功善补益中气。中气足则化源充足,心气得以滋养,党参用量为30～45 g。单用党参作用有限,若与他药配合,相须相使,疗效更佳。黄芪味甘、性温,善补益脾、肺之气,党参、黄芪配伍,党参补中气,长于止泻;黄芪固卫气,擅长敛汗。党参偏于阴而补中,黄芪偏于阳而固表。二药相伍,表里配合,阴阳相顾,相互为用,则益气之力更宏,共奏扶正补气之功。党参与桂枝相配,桂枝专入心经,有温通心阳、通阳化气之疗效,临床中对于心阳虚衰之证,表现为胸闷、胸痛、心悸冷汗、恶寒肢冷患者多配伍使用。

肺气亏虚，症见胸闷气短、声低息微者，可配黄芪、五味子、紫菀；中气不足，脾胃虚弱，症见食少便溏、四肢倦怠者，可配茯苓、白术、甘草；气血两虚，症见头晕心悸、面色萎黄者，可配当归、熟地黄、白芍。

七、甘草

甘草为豆科植物甘草、胀果甘草或光果甘草的干燥根和根茎，其味甘、性平，归心、肺、脾、胃经，具有补脾益气、清热解毒、祛痰止咳、缓急止痛、调和诸药等功效。《名医别录》谓甘草"通经脉、利血气"，具有缓急止悸之功。因炮制方法不同，临床应用常有生甘草和炙甘草之分。炙甘草为生甘草蜜炙后加工而成，其味甘、性温，可益气。甘温益脾，脾土为心之子，补子而实母缓心脾之急而复脉为主药，常应用于临床表现为"心动悸、脉结代"的炙甘草汤证中。并且炙甘草药性和缓，能升能降，能浮能沉，擅于调和诸药，可纠偏药物性味，正如《丹溪逸书》中所载："甘草味甘，大缓诸火，黄中通理，厚德载物之君子也"。

《伤寒论·辨太阳病脉证并治》曰："伤寒脉结代，心动悸者，用炙甘草汤。"炙甘草汤方证主要表现为神疲乏力、气短体瘦、心悸亢进、面色㿠白，唇、甲床等淡白，舌淡红或红、少苔、脉虚或细数，多见于病毒性心肌炎患者、老年人，以及女性，主要表现为气血阴阳俱虚证。临证中常用炙甘草汤治疗气血阴阳两虚之心动悸、脉结代患者，心动悸是由于营血亏虚，心无所养，脏神不宁所致，炙甘草补气生血、通经脉、利血气，缓心悸之急，配伍生地黄、阿胶、大枣滋养心血，充养血脉；配伍人参大补元气，麦冬、火麻仁甘润养血；桂枝、生姜温通血脉，使气血流畅、脉气相通。

八、葶苈子

葶苈子为十字花科植物播娘蒿或独行菜的干燥成熟种子，前者习称为南葶苈子，后者习称为北葶苈子。葶苈子性味辛、苦，大寒，归肺、膀胱经，能泄肺而下行，调节水液代谢，行水而消痰，功能泻肺平喘、利水消肿，专泻肺中水饮及痰火而平喘咳。《神农本草经》中记载葶苈子"味辛，寒。主癥瘕积聚，结气，饮食寒热，破坚逐邪，通利水道"，临床上主要用于咳喘痰多、胸腹水肿、小便不利等病证的治疗。现代药理研究表明，葶苈子在利尿、正性肌力、抑制心室重构、保护心肌细胞、抗氧化、调节血脂，以及止咳祛痰平喘等方面发挥重要作用，临证中葶苈子常组成方剂葶苈大枣泻肺汤、己椒苈黄丸、大陷胸丸等。葶苈子既有强心之力，又兼有泻肺行水之效，慢性心力衰竭者心脏无力、负荷太过，葶苈子可强其心脉，利其心水,并能引水下行,通利膀胱,使心有根、水有源,从而达到标本同治的目的。

研究显示,葶苈子具有增加左心室收缩功能和泵血功能,具有明显的强心及增加冠状动脉流量的作用。葶苈大枣泻肺汤治疗慢性心力衰竭属于"支饮"范畴,温阳补肾,利水消肿。葶苈子用量一般为30 g,用量多泻水效果不佳。

葶苈子配伍黄芪,既能增黄芪益气固表、利水之效,又可利水而不伤正;既泻肺之邪,又补肺之气,从而起到双向调节的作用。配伍丹参,使瘀血得除、心脉得通、脉路得畅,给水邪以出路。现代研究表明,葶苈子与丹参相配可起到扩张血管、增加冠状动脉血流,以及降低心肌耗氧的作用。葶苈子与诸活血益气药相协而行,益气以助气行,气行则血行,脉通则水调,相须为用,临床中对于慢性心力衰竭患者的治疗大有裨益。

第二节 其 他 疗 法

一、针法

在中医经络学说的理论指导下,针刺疗法可起到疏通经络、调和阴阳、扶正祛邪的治疗作用。正如《灵枢·九针十二原》中所言:"禀今夫五脏之有疾也,譬犹刺也,犹污也,犹结也,犹闭也。刺虽久犹可拔也,污虽久犹可雪也,结虽久犹可解也,闭虽久犹可决也……夫善用针者,取其疾也,犹拔刺也,犹雪污也,犹解结也,犹决闭也"。

心血管疾病所表现出的胸痹心痛或者心悸等症状,在临床上常取手少阴心经和手厥阴心包经两经经穴及心之俞募穴为主,常用的针刺穴位有内关、郄门、阴郄、心俞、巨阙、神门、膻中等。《标幽赋》言:"胸满腹痛刺内关",内关为心包络经穴及八脉交会穴之一,通于阴维脉,可调理心气,活血通络,为治疗心悸心痛的特效穴;郄门、阴郄分别为心包经与心经郄穴,有活血止痛之功,可治疗心血不畅引起的胸痹心痛;心俞、巨阙分别为心之俞穴与募穴,俞募相配,有养心安神、镇静定悸之效;神门为心经原穴,可调理心经气血,兼有镇心安神之作用;膻中为气会,为心胸部局部取穴,可起到宽胸理气、振奋心阳之功效。

针刺治疗对于心血管疾病症状的缓解效果十分显著。现代研究表明,针刺具有保护血管内皮、抗炎、抗氧化，以及稳定斑块的作用，既可以从整体，也可以从局部对脏腑气血功能进行调节。针刺治疗胸痹心痛尤其在缓解症状方面有较好的疗效，但患者如出现胸痛剧烈、痛如刀绞、肢冷汗出等危急病情，应及时寻求综合治疗。

二、灸法

《金匮要略·胸痹心痛短气病脉证治》言："夫脉当取太过不及，阳微阴弦，即胸痹而痛，所以然者，责其极虚也。今阳虚知在上焦，所以胸痹、心痛者，以其阴弦故也。"由此可见，胸痹心痛的病机离不开正虚与邪实两方面，心阳虚则生内寒，寒凝血脉，痰饮内生，此为阴邪，因此在治疗上应以温通心阳为大法。艾草有调血理气，逐寒祛湿之效，将其制成艾炷/艾条，燃灸经穴，便可借助火力的温热作用，加强其温阳散寒之功。

在心悸、心绞痛等疾病的治疗上，选穴多选取手少阴心经、手厥阴心包经、手太阴肺经、任脉、督脉经穴，以及背俞穴。临床上常用温和灸来治疗，患者取平卧位，充分暴露相应穴位，点燃艾条一端，先施灸一侧内关穴，灸火距离皮肤 0.5～1.0 寸，采用温和悬灸法，使患者局部有温热感而无灼热感为宜。灸 5 分钟，以局部皮肤呈红晕为度，再以同样方法施灸另一侧内关穴、膻中穴与两侧心俞穴。每天灸 1 次，6 次为 1 个疗程，休息 1 天后，再进行第 2 个疗程。

艾灸联合西药能改善阴寒凝滞型冠心病、稳定型心绞痛患者的心绞痛症状，提高患者的生活质量，并且过程中未见明显不良反应，是一种安全有效的辅助治疗方法。随着灸法理论与技术的不断创新，传统中医艾灸在灸材、灸量、灸法、效应规律，以及作用机制等方面的研究均取得很大的进展，研究发现艾灸能明显改善寒凝血瘀证大鼠的血液流变学指标。此外，还有学者发现艾灸能降低血液及滑膜组织中炎性介质的释放，抑制炎性细胞因子的表达，调节生长因子与应激蛋白的含量，调控外周细胞信号转导通路等外周作用。

艾灸疗法适用于寒凝痰阻引起的胸痹心痛，因此在临床上见到阴虚火旺或邪热内盛的证候类型，皆应忌用灸法。在治疗心血管疾病的时候，不可在大血管与心脏部位直接施灸。

三、推拿疗法

推拿具有调和气血，促进气血运行的作用，亦可疏通经络，调整脏腑功能。在治疗心悸时，推拿主要遵循宁心、安神、定悸的原则，首先用一指禅推法结合抹法、揉法、按法，在桥弓、风池、百会穴操作 2～3 分钟，自下而上推桥弓每侧

1分钟,拿风池1分钟;然后用一指禅推法推心俞、肺俞、膈俞各1分钟,揉膻中1分钟,摩中府、云门各1分钟;最后揉按双侧内关、神门,配合深呼吸2～3分钟,拿双上肢2分钟,实证用泻法,虚证用补法。

对于原发性高血压,推拿主要运用以一指禅推法或内功常规手法为主的综合治疗方法。患者取坐位,取一指禅推法,从印堂直线向上到发际,再配合抹法从印堂沿眉弓至太阳,接着从印堂到攒竹、睛明,绕眼眶两侧交替进行,以大鱼际揉法在额部治疗,从一侧太阳穴揉至另一侧太阳穴,继以一指禅推法从风府沿颈椎向下到大椎穴,再从颈椎两侧膀胱用一指禅推法,所有推法均往返3～4次,最后揉按百会、头维、太阳、风池、肩井、肩髃、曲池、合谷;嘱患者换体位为仰卧位,医者用掌摩法在腹部关元、气海、神阙、中脘、大横等穴治疗,摩法按顺时针方向操作,在摩腹过程中可配合揉按上述穴位约10分钟;再次让患者变换体位至俯卧位,以一指禅推法于两侧膀胱经肾俞、气海俞、大肠俞、关元俞与督脉命门、腰阳关穴,以擦法将上述穴位擦至温热,最后直擦足底涌泉穴,以透热为度。推拿对于冠心病患者而言,可作为一种有效的辅助疗法,在补心温阳、宣痹止痛的治则指导下,嘱患者取坐位或仰卧位,以一指禅推法结合指按、指揉法在膻中、内关穴操作各3分钟,掐揉内关配合深呼吸5分钟,横擦前胸部以透热为度,再让患者取坐位或俯卧位,以一指禅推法结合指按、指揉法在心俞、厥阴俞操作各3分钟,侧擦背部以透热为度。

推拿对人体各系统均有不同的作用,对于心血管系统而言,作用主要体现在以下3个方面:①促进血液循环,使血流速度加快,改变血流高凝状态;②改善微循环和脑循环,推拿可增宽毛细血管管襻口径,使其充盈情况好转,使得血细胞集聚现象消失;③降低外周阻力,改善心脏功能,推拿可扩张小血管管径,降低血流阻力,同时使心排血量增加,降低心肌耗氧量。

若为胸阳痹阻型冠心病,在进行手法操作时用力宜重,重推背部膀胱经肺俞至膈俞,以泻为主;若为阳气虚衰型冠心病,在进行手法操作时用力宜轻,轻摩心俞、厥阴俞,以补为主。此外,原发性高血压患者进行推拿治疗效果较好,而对于继发性高血压者,不宜进行推拿治疗。

四、拔罐疗法

拔罐疗法是指将罐具利用热能或排气形成负压,以吸附于人体体表特定的经络腧穴上。由于罐体的吸附与牵拉,局部毛细血管扩张充血,含有内毒素的血液从瘀滞的毛细血管中被负压吸拔出来,渗透至皮肤与肌肉之间,这就形成了起罐后常见的不同颜色的痧斑。中医认为,风寒湿等外邪可从打开的腠理中尽出,从而使经络通畅。

拔罐疗法对于高血压、冠心病等心血管疾病可起到良好的辅助治疗作用。对于高血压患者,可取其大椎、血压点、肺俞、心俞、肾俞、曲池、内关、足三里、丰隆、涌泉等穴,每穴留罐 10～20 分钟。也可取大椎至腰俞的两侧夹脊穴,涂抹刮痧油等介质,进行走罐 10 分钟后留罐,再于曲池、足三里、风市等穴进行留罐,频率为罐印消退后进行再次拔罐。对冠心病患者,可配伍上心之俞募穴及局部穴位进行治疗,取大椎、至阳、厥阴俞、心俞、小肠俞、天突、膻中、间使、内关等穴,若有阴虚可加上三阴交,留罐 10～15 分钟,频率为隔天 1 次。

有学者采用刺血拔罐疗法治疗心脉瘀阻型冠心病心绞痛患者后发现,选取心经、心包经的背俞穴施以刺血拔罐治疗,对心绞痛症状、中医证候的改善具有确切的疗效。该疗法操作方便、不良反应少、疗效确切,在冠心病心绞痛的临床治疗上值得推广应用。刺络拔罐不仅仅对单纯的冠心病有治疗作用,在运用其治疗冠心病兼便秘的患者,选取中脘穴、天枢穴、内关穴、膻中穴进行治疗,临床效果亦十分显著,能有效缓解患者的便秘症状。

高血压及冠心病患者可行拔罐、刮痧等可自行操作的物理疗法,但应意识到这只能起到辅助作用,务必告知患者严格遵医嘱,坚持服药。

五、药浴疗法

药浴疗法对控制血压具有良好的效果,临床常用磁石降压煎剂:磁石、石决明、党参、黄芪、当归、桑枝、枳壳、乌药、蔓荆子、白蒺藜、白芍、炒杜仲、牛膝、独活,上药煎水浸泡双脚 1 小时,1～3 次可见到明显改善,同时可用手指压双侧涌泉穴。现代研究证明,药浴能改善微循环,加速侧支循环形成,降低全血及血浆黏度,增加脂类代谢,从而改善左心室功能及改善冠状动脉供血,减少心绞痛的发作,并改善心肌缺血所致的心电图 ST-T 改变。

六、贴敷疗法

运用贴敷疗法治疗心血管疾病时,常用"养心膏""心舒散""冠心病膏"来缓解胸痹心痛的症状,起到活血化瘀、芳香通窍、宣阳通痹、温经止痛之效。治疗时,将膏药温熨化开,贴于胸背疼痛处,每次 1～4 张,根据疼痛范围及程度加减使用。

心 律 失 常

第一节 概 述

心律失常是由于窦房结激动异常或激动产生于窦房结以外，激动的传导缓慢、阻滞或经异常通道传导，即心脏活动的起源和/或传导障碍导致心脏搏动的频率和/或节律异常。其预后与心律失常的病因、诱因、演变趋势、是否导致严重血流动力障碍有关，可突然发作而致猝死，亦可持续累及心脏而致其衰竭。心律失常的分类具体如下。

（1）根据心律失常时的心脏搏动频率可将其分为快速型与缓慢型心律失常。①快速型心律失常：期前收缩，如房性、交界区性、室性；心动过速，如窦性、室上性、室性；颤动，如心房颤动、心室颤动；扑动，如心房扑动、心室扑动。②缓慢型心律失常：窦房结功能低下、房室传导阻滞。

（2）根据发生机制可将其分为冲动形成异常及传导异常。①窦性冲动起源障碍：窦性心动过速、窦性心动过缓、窦性心律失常、窦性静止、窦性期前收缩、窦房结内游走心律；②异位冲动的形成：被动性异位冲动形成、主动性异位冲动形成；③生理性传导障碍：干扰和脱节；④病理性传导障碍：按部位分为窦房、房内、房室和室内传导阻滞；⑤解剖异常所致的传导障碍：预激综合征；⑥冲动起源并发传导障碍及分类困难者：并行心律、房室分离、异位冲动传出阻滞、反复心律及反复心律性心动过速、意外传导、心房分离、电交替；⑦人工心脏起搏器引起的心律失常。

第二节　病因与病机

一、病因

张景岳在《类经》中言："情志之所舍，虽五脏各有所属，然求见其由，则无不从心而发。"心为君主之官，主藏神，主司精神意识思维等活动，心为五脏六腑之大主，情志致病损及脏腑，最终累及于心。《黄帝内经》中也明确指出，惊、怒、悲、愁和恐等情志皆可影响到心神，从而导致心悸的发生。

(一)惊恐致悸

《素问·举痛论》说："惊则心无所倚，神无所归，虑无所定，故气乱矣。"心主血，主神明，若心虚胆怯或突遇惊吓，大惊则心气紊乱，心神不能自主可致心悸，临床常见善惊易恐、坐卧不安、多梦易醒、恶闻声响、食少纳呆等症状表现。严用和在《济生方·惊悸》中曰："夫惊悸者，心虚胆怯之所致也……或因事有所大惊，或闻虚响，或见异相，登高涉险，惊忤心神，气与涎郁，遂使惊悸，惊悸不已，变生诸证。"即是指如平素心虚胆怯，如遇惊恐逆乱，易心神动摇，不能自主而心悸。恐乃肾所主，心为肾之所不胜，肾过强，乘心，则心失所养，发为心悸。

(二)思虑致悸

《济生方·惊悸怔忡健忘门》载："夫怔忡者……多因汲汲富贵，戚戚贫贱，又思所爱，触事不意，真血虚耗，心帝失辅，渐成怔忡。"《类证治裁·怔忡惊恐论治》中指出："如思虑郁损心营，而为怔忡惊悸者，逍遥散或益营煎。"《素问·阴阳应象大论》谓："脾在志为思。"脾胃为气血生化之源。长期忧思不解，一者思虑伤脾，则气血衰少或阴血暗耗，而心神失养；二者脾属土，心属火，思虑伤脾，则子病及母，心血亏虚，心失所养，或心气郁结，郁而化火生痰，痰火扰心，心神不宁而致心悸。

(三)过怒致悸

《素问·金匮真言论》中言："东方色青，入通于肝，其病发惊骇。"大怒伤肝，肝阳上亢，气机逆乱，上冲扰心或脏腑气机失调，气血逆乱，横逆于上，逆乱冲心，变生郁火、痰浊、瘀血等病理产物，诸邪皆可扰乱心神而发为心悸。

(四)恐惧致悸

刘完素在《素问玄机原病式·惊》中云："所谓恐则喜惊者，恐则伤肾而水衰，心火自甚,故喜惊也。"大恐伤肾,肾阴亏虚于下,水不制火,火逆于上,亦可动摇心神而发惊悸。

二、病机

心悸的病机主要是心失所养、心脉不畅,其中又有虚、实两方面因素。虚者以气虚、血虚、阴虚、阳虚为主,其中阴虚是主导因素;实者主要是血瘀、痰火,其中痰火是主要病理环节。缓慢性心律失常和快速性心律失常的病因病机亦各有不同。一般认为,缓慢性心律失常多责之于心阳不足,鼓动无力;快速性心律失常则多由气阴两虚,心脉失养所致。

(一)心气虚

成无己在《伤寒明理论·悸》中记载:"气虚者,由阳气内虚,心下空虚,正气内动而悸也……有汗吐下后,正气内虚而悸者,有邪气交击而悸者。"说明心气虚,心脉失养,"心下空虚",气虚不能固摄,所以"正气内动"而导致心悸。林珮琴在《类证治裁·怔忡惊恐论治》中指出:"心脾气血本虚,而致怔忡惊恐",也将心悸原因责之于气血亏虚。

(二)心血虚

《金匮要略·血痹虚劳病脉证并治》提出:"男子面色薄者,主渴及亡血,猝喘悸,其脉浮者,里虚也。"指出精血亏虚,心失所养而心悸。临床所见血虚而致心悸多是由于心血不足,不能充养血脉,心失所养。手术后、产后等急性失血情况导致心悸更多见。

(三)心阴虚

《景岳全书·怔忡惊恐》曰:"此证惟阴虚劳损之人乃有之,盖阴虚于下,则宗气无根,而气不归源,所以在上则浮撼于胸臆,在下则振动于脐旁。虚微者动亦微,虚甚者动亦甚。"历代医家均认为心悸之证中,阴虚在发病机制中占很重要的地位。心悸患者伴有心烦失眠、夜寐不安、口干喜饮等证候,均为心阴不足、阴虚火旺之证。

(四)心阳虚

《伤寒论》描述的"发汗过多,其人叉手自冒心,心下悸,欲得按者,桂枝甘草汤主之"是经典的心阳不足致悸。原文可解为太阳病发汗过多,内伤心阳,心脏失去阳气的庇护则空虚无主,所以心中悸动不安。随着疾病谱的变化,现在阳虚致悸者较少,即使有阳虚证,也是阴阳两虚,单纯阳虚证较少。

(五)心血瘀阻

《素问·痹论》云:"心痹者,脉不通,烦则心下鼓。"认为心下鼓与心脉痹阻不通有关,这是较早有关血瘀致悸的描述。唐容川在《血证论·怔忡》指出:"凡思虑过度及失血过多,乃有此虚证,否则多挟痰瘀,宜细辨之。"指心阳不振,心气不足,运血无力,致血行不畅,瘀血内阻,可形成心悸怔忡。

(六)痰火扰心

朱丹溪在《丹溪心法·惊悸怔忡》中云:"惊悸者血虚……痰因火动。"指出痰火为心悸的重要病因。李梴在《医学入门·内伤痰类·惊悸怔忡健忘》中也指出:"思虑过度,及因大惊、大恐,以致心虚停痰,或耳闻大声,目见异物,临危触事,便觉惊悸,甚则心跳欲厥……怔忡因惊悸久而成,痰在下、火在上故也。"痰火内扰心神,常见神思涣散,多动多语。痰火内阻,气机不利,可见胸中烦闷。舌红、苔黄腻、脉滑数等皆为痰火内扰之象。

第三节 发病机制

一、致病因素

(一)生理性因素

生理性因素包括运动、情绪激动、进食、体位变化、睡眠、吸烟、饮酒或咖啡、冷热刺激等。

(二)病理性因素

1.心血管疾病

各种功能性或器质性心血管疾病。

2.内分泌疾病

甲状腺功能亢进症或减退症、垂体功能减退症、嗜铬细胞瘤等。

3.代谢异常

发热、低血糖、恶病质等。

4.药物影响

洋地黄类、拟交感或副交感神经药物、交感或副交感神经阻滞剂、抗心律失常药物、扩张血管药物、抗精神病药物等。

5.毒物或药物中毒

重金属中毒、食物中毒、多柔比星中毒等。

6.电解质紊乱

低钾血症、高钾血症、低镁血症等。

7.物理因素

电击、淹溺、冷冻、中暑等。

二、机制分析

通过对心律失常的致病因素和病理生理基础的分析发现,心律失常的发病机制可归纳为自律性增高、异常自律性与触发活动致冲动形成的异常,折返激动、传导障碍致冲动传导异常2个方面。

(一)自律性增高、异常自律性与触发活动致冲动形成的异常

具有自律性的心肌细胞由于自主神经系统兴奋改变或其内在的病变使其自律性增高,导致不适当的冲动发放。此外,心肌缺血、药物、电解质紊乱、儿茶酚胺增多等因素,均可导致原来无自律性的心肌细胞如心房、心室肌细胞形成异常自律性。触发激动是由一次正常的动作电位所触发的后除极并触发一次新的动作电位,从而产生持续性快速性心律失常。

(二)折返激动、传导障碍致冲动传导异常

当激动从某处一条径路传出后,又从另外一条径路返回原处,使该处再次发生激动的现象称为折返激动,是所有快速性心律失常最常见的发生机制。冲动在折返环节内反复循环,产生持续而快速的心律失常。冲动传导至某处心肌,如适逢生理性不应期,也可形成生理性阻滞或干扰现象。传导障碍并非由于生理性不应期所致者称为病理性传导阻滞。

第四节 诊 断

一、体格检查

心律失常发作时的体格检查应着重于判断心律失常的性质及心律失常对血

流动力状态的影响。听诊心音了解心室搏动率的快、慢和规则与否,结合颈静脉搏动所反映的心房活动情况,有助于做出心律失常的初步鉴别诊断。

心率缓慢(<60次/分)而规则,以窦性心动过缓、2:1或3:1或完全性房室传导阻滞、窦房传导阻滞、房室交接处心律为多见。

心率快速(>100次/分)而规则,则常为窦性心动过速、室上性心动过速、心房扑动或房性心动过速伴2:1房室传导,或室性心动过速。窦性心动过速较少超过160次/分,心房扑动伴2:1房室传导时心室率常固定在150次/分左右。

不规则的心律中以期前收缩动为最常见,快而不规则者以心房颤动或扑动、房性心动过速伴不规则房室传导阻滞为多;慢而不规则者以心房颤动、窦性心动过缓伴窦性心律不齐、窦性心律合并不规则窦房或房室传导阻滞为多见。

心律规则而第一心音强弱不等,尤其是伴颈静脉搏动间断不规则增强的,提示房室分离,多见于完全性房室传导阻滞或室性心动过速。

二、颈动脉窦按摩

颈动脉窦按摩对快速性心律失常的影响有助于鉴别诊断心律失常的性质。为避免发生低血压、心脏停搏等意外,应使患者处于平卧位,且在心电图监测下进行,注意老年人慎用,有脑血管病变者禁用。每次按摩一侧颈动脉窦,按摩持续时间不超过5秒,可使心房扑动的室率成倍下降,还可使室上性心动过速立即转为窦性心律。

三、及时记录心电图

心律失常发作时的心电图记录是确诊心律失常的重要依据。应包括较长的Ⅱ导联或V1导联记录。注意P波和QRS波形态、P-QRS关系、PP间期、PR间期与RR间期,判断基本心律是窦性还是异位。房室独立活动时,找出P波与QRS波群的起源(选择Ⅱ、aVF、aVR、V_1、V_5、V_6导联)。P波不明显时,可尝试加大电压或加快纸速,作P波较明显的导联的长记录。必要时还可以用食管导联或右心房内电图显示P波。经上述方法有意识地在QRS、ST和T波中寻找但仍未见P波时,考虑有心房颤动、心房扑动、房室交接处心律或心房停顿等可能。通过逐个分析提早或延迟心脏搏动的性质和来源,最后判断心律失常的性质。

四、间歇期物理学检查

在心律失常发作间歇期进行的物理学检查,应着重于明确有无高血压、冠心病、瓣膜病、心肌病、心肌炎等器质性心脏病的证据。常规心电图、超声心动图、心电图运动负荷试验、放射性核素显影、心血管造影等无创性和有创性检查有助于确诊或排除器质性心脏病。

第五节 治 疗

一、辨证论治

(一)气血亏虚,心脉失养

1.症状

患者表现为心悸气短,神疲自汗,头晕目眩,失眠多梦,面色苍白或萎黄,舌质淡、脉细弱等。

2.治法

治宜益气补血,养心安神。

3.方药

归脾汤加减。常用药物包括人参或党参、黄芪、白术、当归、龙眼肉、酸枣仁、远志、茯神、木香、炙甘草、大枣。每天1剂,水煎服。

(二)心阴亏虚,心失所养

1.症状

患者表现为心悸不宁,心中烦热,失眠梦多,头晕耳鸣,面赤咽干,腰酸盗汗,小便短黄,舌质红,苔薄黄,脉细数等。

2.治法

治宜滋阴降火,养心安神。

3.方药

天王补心丸加减。常用药物包括生地黄、玄参、天冬、麦冬、当归、丹参、人参、茯苓、酸枣仁、柏子仁、五味子、远志、人参。每天1剂,水煎服。

(三)心阳亏虚,心失所养

1.症状

患者表现为心悸气短,面色苍白,少气无力,怔忡,声低息弱,劳累后尤甚,胸中痞闷,入夜为甚,畏寒喜温,甚则肢厥,小便清长,舌质淡,苔白,脉沉缓等。

2.治法

治宜温补心阳,安神定悸。

3.方药

四逆汤或参附汤合生脉饮加减。常用药物包括制附子(先煎)、人参、麦冬、五味子、黄芪、炙甘草、干姜。每天1~2剂,水煎服。

(四)心脉痹阻,心失所养

1.症状

患者表现为心悸胸闷,时有胸痛,痛如针刺,或向后背、上肢放射痛,唇甲发绀,舌质有瘀点或瘀斑,脉涩或有结代等。

2.治法

治宜活血化瘀,养心安神。

3.方药

血府逐瘀汤加减。常用药物包括当归尾、生地黄、红花、桃仁、牛膝、枳壳、赤芍、川芎、柴胡、甘草、桔梗。每天1剂,水煎服。

(五)心虚胆怯,扰乱心神

1.症状

患者表现为心悸气短,多梦易醒,善惊易恐,坐立不安,畏风自汗,情绪不宁,恶闻喧哗吵闹,舌淡,脉细弱等。

2.治法

治宜益气养心,镇惊安神。

3.方药

安神定志丸加减。常用药物包括人参(或党参)、茯苓(或茯神)、远志、柏子仁、酸枣仁、石菖蒲、当归、琥珀(研细末,冲服)。每天1剂,水煎服。

(六)血瘀痰阻,热扰心神

1.症状

患者表现为胸闷、胸痛、心悸,头晕,乏力,恶心,心烦失眠,腹胀,大便干结,舌质暗红或有瘀斑、瘀点,舌苔黄腻,脉弦数或数而时止等。

2.治法

治宜清心安神。

3.方药

定心方加减。常用药物包括苦参、黄连、酸枣仁、茯苓、党参、灵芝、丹参、赤芍、瓜蒌、三七。每天 1 剂,水煎服。

二、针灸治疗

(一)耳针

1.取穴

(1)主穴:内分泌、心、交感、神门。

(2)配穴:皮质下、小肠、肾。心动过速加耳中;心房颤动加心脏点。

2.治法

一般心律失常均取主穴 3～4 个,酌加 1～2 个配穴。中强度刺激,留针 1 小时。如为阵发性心动过速,取耳中为主穴,配主穴 2～3 个,留针 0.5～1.0 小时;心房颤动取心脏点为主穴,加 2～3 个配穴,留针 30 分钟,手法应轻,以防晕针。留针期间,均宜行针 2～3 次。每天治疗 1 次,重者可每天治疗 2 次。

(二)耳穴压丸

1.取穴

心、小肠、口、神门、三焦。

2.治法

每次取 3～4 穴,先用耳部信息探测仪,在所选耳穴区探及阳性反应点,然后在 7 mm×7 mm 之伤湿止痛膏中央放 1 粒王不留行药籽,贴于耳穴上,按压 5 分钟,使耳部发热。每天按压 3～4 次,3～4 天换贴 1 次。

(三)体针方法一

1.取穴

(1)主穴:分为 2 组,一组取心俞、内关,另一组取厥阴俞、神门。

(2)配穴:期前收缩加三阴交,心动过速加足三里,心动过缓加素髎,心房颤动加膻中、曲池。

2.治法

主穴每次 1 组,据证加取配穴。患者取卧位,背俞穴应在穴之外方 2 分处呈 45°进针,斜刺向脊柱,深 1.0～1.5 寸,得气后,提插捻转,使针感向前胸放射,以补法或平补平泻法刺激 3～5 分钟起针;四肢及胸部穴位,深刺,予以中强度刺激,平补平泻,留针 20 分钟,隔 5 分钟运针 1 次。如为心动过缓,留针 5～

10 分钟。每天 1～2 次。

(四)体针方法二

1.取穴

取穴分为 3 组,即鱼腰、内关、迎香。

2.治法

患者静卧,接心电监护仪。上述 3 组穴位任选 1 组,均取双侧。迎香穴用 2 寸针向外下沿鼻唇沟斜刺 1.5 寸,提插捻转数次,以后每隔 2 分钟提插捻转数次。内关穴快速进针,给予中强度刺激。上述 2 组留针 20 分钟。鱼腰穴用 1.5 寸针平刺入皮下 0.5 寸,得气后留针 3 分钟,中间行针 1 次,予中度刺激。如无效则改用药物治疗。

(五)电针

1.取穴

(1)主穴:内关、间使、郄门、三阴交。

(2)配穴:足三里、心俞、膻中、肾俞。

2.治法

主穴交替选用,每次取 2 个穴位,效果不显著者加取配穴。进针得气后,接通电针仪,连续波,频率为 120 次/分,强度以患者能耐受为度,通电 15～30 分钟。每天 1～2 次。

三、药物治疗

(一)Ⅰ类药物

1.Ⅰa 类药物

(1)硫酸奎尼丁:用于治疗合并 Brugada 综合征、早复极综合征和短 QT 综合征的心律失常或特发性心室颤动。由于致心律失常等不良反应,已不用于心房颤动和心房扑动。①用法:试服 0.1 g,观察 2 小时,如 QTc 间期延长不显著,每次给予 0.1～0.2 g,每 8 小时 1 次;起效时间约 30 分钟,达峰时间 2 小时。②注意事项:评估疗效与 QTc 间期和 QRS 间期,奎尼丁晕厥多出现在服药后 72 小时内,应住院给药。③不良反应:可出现在低剂量时,轻度包括金鸡纳反应,中度有呕吐、低血压、QRS 间期延长,重度有 QTc 间期延长及尖端扭转型室性心动过速、QRS 间期延长＞50％、高度房室传导阻滞或心脏骤停。

(2)普鲁卡因胺:用于预激综合征并心房颤动的药物转复。①用法:负荷量静脉推注 15 mg/kg,静脉点滴维持量 2～4 mg/min,起效时间 10～30 分钟。②注意事项:可导致低血压、传导阻滞,以及心脏停搏,禁用于红斑狼疮患者。

(3)丙吡胺:用于迷走神经张力增高相关的心房颤动,并可用于梗阻性肥厚型心肌病,治疗心律失常的同时不会加重流出道梗阻。①用法:每次口服 100～150 mg,每 6 小时 1 次,起效时间 0.5～3.0 小时,达峰时间 2 小时。②注意事项:可致 QTc 间期延长和尖端扭转型室性心动过速,禁用于心力衰竭患者。

2.Ⅰb 类药物

(1)利多卡因:用于治疗急性心肌梗死、洋地黄中毒、心脏外科手术及心导管术合并的室性期前收缩和室性心动过速。室性心动过速和心室颤动需反复电复律时,可提高复律成功率。①用法:负荷量 50～100 mg,不经稀释,3～5 分钟内静脉推注;静脉滴注维持量 1～3 mg/min;间隔 5～10 分钟可重复负荷量,1 小时内总量不超过 300 mg。连续应用 24～48 小时后半衰期延长,应减少维持量。半衰期 1.5～2.0 小时。②注意事项:经肝代谢,年龄≥70 岁或肝功能异常时维持量减半,禁用于中、重度心力衰竭。③不良反应:感觉异常、语言不清、意识改变、肌肉搐动、眩晕、心动过缓等,剂量过大可引起心脏停搏。

(2)美西律:用于室性期前收缩、室性心动过速的治疗和预防复发,利多卡因有效者美西律也多有效。对长 QT 间期综合征患者,可缩短 QTc 间期、抑制心律失常。①用法:口服起始量 100～150 mg,每 8 小时 1 次,根据需要 2～3 天后每次可增减 50 mg;儿童 6～15 mg/(kg·d),分 3 次给药;起效时间 30～120 分钟,达峰时间 2～3 小时,半衰期 10～12 小时,重度肝肾功能不全时半衰期延长。②注意事项:美西律抑制传导及心肌收缩力,慎用或禁用于器质性心脏病,特别是心力衰竭、二度或以上房室传导阻滞,以及室内传导阻滞。

3.Ⅰc 类药物

(1)普罗帕酮:终止或预防无器质性心脏病的心房扑动、心房颤动、阵发性室性心动过速、症状性房性期前收缩和室性期前收缩,以及转复阵发性室上性心动过速。对心房颤动抑制作用强,起效快。其抑制心肌收缩力和传导的作用较明显,可增加器质性心脏病患者心力衰竭、传导阻滞、心脏骤停和死亡风险。其阻滞肌浆网 Ca^{2+} 释放作用可用于治疗儿茶酚胺敏感型室性心动过速。①用法:口服起始量每次 50～150 mg,每 8 小时 1 次,必要时 3～4 天后加量至每次 200 mg;儿童体重<15 kg 者 10～20 mg/(kg·d),超过 15 kg 者 7～15 mg/(kg·d),分 3 次给药。对 QRS 间期波增宽者,每次剂量不得超过 150 mg。静脉推注剂量

70～150 mg，稀释后 10 mg/min 缓慢静脉推注，单次最大剂量不超过 150 mg。口服达峰时间 3.5 小时，半衰期 2～10 小时。经过临床安全性评估的患者，一次性口服 450～600 mg 用于转复新近发作的心房颤动；在转复心房颤动时，部分可转为心房扑动使心室率变快，必要时联用 β 受体阻滞剂。②注意事项：可诱发心动过缓、房室，以及室内传导阻滞，还可加重原有心力衰竭，导致心排血量降低，室性心动过速恶化甚至死亡；禁用于支气管哮喘、心室肥厚≥14 mm、中重度器质性心脏病、缺血性心脏病和心功能不全者。

（2）氟卡尼：用于无器质性心脏病的室性心动过速或室上性心动过速、心房颤动转复和窦性心律维持。能够阻滞肌浆网 Ca^{2+} 释放，可用于儿茶酚胺敏感型室性心动过速。用法为成人每次 50～100 mg，每 12 小时 1 次，最大剂量 300 mg/d；儿童用量为 2～7 mg/(kg·d)，分 2 次给药。

（3）莫雷西嗪：治疗无器质性心脏病患者的房性期前收缩和室性期前收缩。①用法：每次口服 150 mg，每 8 小时 1 次；必要时 2～3 天后每次可增加 50 mg，最大剂量每次 250 mg；达峰时间 0.5～2.0 小时，半衰期 1.5～3.5 小时。②不良反应：相对小。③注意事项：禁用于心肌梗死、心功能不全、二度以上房室及室内传导阻滞患者。

4.Ⅰd 类药物

Ⅰd 类药物如雷诺嗪，用于治疗慢性心肌缺血。可减少冠心病特别是非 ST 段抬高型心肌梗死合并的室性期前收缩、短阵室性心动过速和心房颤动。静脉制剂用于危重患者，可联合其他药物治疗顽固性电风暴。

（1）用法：起始量每次 500 mg，每 12 小时 1 次，最大剂量每次 1 000 mg；达峰时间 2～5 小时，半衰期 7 小时。

（2）注意事项：主要经肝代谢，中、重度肾功能不全患者禁用，可引起 QT 间期轻度延长。

（二）Ⅱ类药物

1.普萘洛尔

普萘洛尔主要用于长 QT 间期综合征和儿茶酚胺敏感型室性心动过速。

（1）用法：口服起始量每次 10 mg，每 8 小时 1 次；儿童 0.5～1.0 mg/(kg·d)，分 3 次给药；根据反应性增减剂量至最大可耐受剂量；起效时间 1～2 小时，达峰时间 1～4 小时，半衰期 3～6 小时。

（2）不良反应：中枢神经系统反应和胃肠道反应。

（3）注意事项：主要经肝代谢，存在首过效应，长期大剂量服用后停药应缓慢减量。禁用于支气管痉挛、病态窦房结综合征、房室传导阻滞、低血压或休克患者。

2.美托洛尔

美托洛尔用于治疗室上性快速心律失常,包括窦性心动过速、心房扑动和心房颤动的心室率控制;缺血性心脏病合并快速心律失常;减少室上性或室性心律失常相关症状;改善射血分数降低的心力衰竭患者的预后。

(1)用法:酒石酸美托洛尔,每次口服 25~100 mg,每 12 小时 1 次;儿童 0.5~2.0 mg/(kg·d),分 2 次给药。琥珀酸美托洛尔缓释片,每次 47.5~190.0 mg,1 次/天。较小剂量起始,逐步加量。起效时间 1 小时,达峰时间 1~2 小时,半衰期 3~4 小时。酒石酸美托洛尔注射液,每次 5 mg,稀释后静脉推注,每 5 分钟可重复 1 次,最大剂量 15 mg。

(2)注意事项:可引起或加重窦房结功能不全和房室传导阻滞。长期和大量用药后如需停药,应在 1~2 周内逐渐减量再停药;禁忌证与其他 β 阻滞剂类似。

3.比索洛尔

比索洛尔比索洛尔用于室上性和室性快速心律失常,特别是合并心肌缺血和射血分数降低的心力衰竭时。

(1)用法:每次 2.5~10.0 mg,1 次/天;小剂量起始,逐步增加至可耐受的较大剂量;起效时间 1~2 小时,达峰时 2~4 小时,半衰期 9~12 小时。

(2)注意事项:禁用于心源性休克、急性失代偿性心力衰竭、二度以上房室传导阻滞和窦房结功能不全,慎用于肝肾功能不全及与非二氢吡啶类钙通道阻滞剂合用,可引起低血压或加重周围动脉疾病,诱发支气管痉挛或哮喘少见。

4.艾司洛尔

艾司洛尔为超短效 β1 受体阻滞剂,主要用于心房颤动、心房扑动时的心率控制,窦性心动过速、围手术期心动过速、心律失常电风暴的治疗。

(1)用法:负荷量为 0.5 mg/kg,1 分钟内静脉推注,静脉滴注维持量 0.05~0.20 mg/(kg·min),维持 5 分钟,如效果不佳,重复负荷量后将维持量增高至 0.1 mg/(kg·min),每 4~5 分钟可增加 0.05 mg;最大量不超过 0.2 mg/(kg·min),连续静脉滴注时间一般≤48 小时。起效时间 2~10 分钟,半衰期 9 分钟。停药 10 分钟后药物作用几乎消失。

(2)注意事项:出现低血压和严重心动过缓应减量或停药,可加重心力衰竭和休克,慎用于支气管哮喘患者,漏出静脉外或高浓度给药可造成组织坏死或静脉炎症。

5.纳多洛尔

纳多洛尔用于治疗长 QT 间期综合征和儿茶酚胺敏感型室性心动过速。

(1)用法:每次口服 10～240 mg,1 次/天,低剂量起始,逐渐加量;达峰时间 3～4 小时;半衰期 20～24 小时。

(2)注意事项:与普萘洛尔类似。

6.卡维地洛

卡维地洛用于治疗窦性心动过速,特别是扩张型心肌病合并窦性心动过速。

(1)用法:口服剂量每次 3.125～25.000 mg,每 12 小时 1 次,逐渐增至可耐受的较大剂量;起效时间≤1 小时,达峰时间 5 小时,半衰期 7～10 小时。

(2)注意事项:禁用于哮喘、二度以上房室传导阻滞、严重心动过缓和病态窦房结综合征、失代偿性心力衰竭、肝功能不全和低血压患者。

7.阿替洛尔

阿替洛尔用于治疗窦性心动过速和期前收缩,控制心房扑动、心房颤动的心室率,水溶性高。

(1)用法:口服起始量每次 12.5～25.0 mg,2 次/天;起效时间≤1 小时,达峰时间 2～4 小时,半衰期 6～7 小时。

(2)注意事项:加重外周循环障碍,与利血平和钙通道阻滞剂合用有叠加效应,禁忌证类似其他 β 受体阻滞剂。

(三)Ⅲ类药物

1.胺碘酮

胺碘酮用于室上性和室性快速心律失常,血流动力学稳定且无 QTc 间期延长的单形或多形性室性心动过速,心房颤动的药物复律、维持窦性心律和快速心室率的控制,加强电复律和除颤的疗效。口服也用于预防危及生命的室性心动过速、心室颤动发作,可减少植入型心律转复除颤器的放电次数。

(1)用法。①静脉:用于终止心动过速,负荷量每次 150～300 mg,葡萄糖液稀释后缓慢静脉推注,终止室性心动过速时静脉推注 10 分钟,必要时 10～15 分钟后可重复 75～150 mg;静脉滴注维持量 1～2 mg/min,静脉滴注 6 小时后可减量为 0.5 mg/min,持续 2～4 天;可同时口服胺碘酮过渡。②口服:成人每次 200 mg,3 次/天,使用 7～10 天后减为 2 次/天,再用 7～10 天后给予较小有效剂量长期维持,一般为 200～400 mg/d 或更小有效剂量。终止心房颤动时,负荷量同前,静脉滴注 30～60 分钟,长期口服维持量可逐渐减至 200 mg/d 或更低。对部分快速心律失常可直接给予口服负荷量,初始量 600～1 200 mg/d,分次给药,总剂量达到 10 g 或口服 7～10 天后,减为每次 200 mg,2～3 次/天,口服 7～10 天后再减为每次 200 mg,1～2 次/天,或以能控制心律失常的较小剂量长期维持。静脉用药总量 24 小时一般不超过 1.2 g,每天最大剂量不超过 2.2 g。治疗期间如果心律失常复发,可重复给予负荷量。儿童:静脉注射负荷量 5 mg/kg,用 5% 葡萄糖稀释,时间＞30 分钟,静脉滴注维持量 10～15 mg/(kg·d);口服负荷量 10 mg/(kg·d),分 2 次给药,每 5～7 天减量,维持量 3 mg/(kg·d)。静脉给药起效迅速,达峰时间 3～7 小时;血浆蛋白结合率＞96%,半衰期 9～36 天,甚至长达 55 天。

(2)注意事项:静脉用药需葡萄糖液而非生理盐水稀释;可引起心动过缓、房室或室内传导阻滞、心脏 QTc 间期延长,但尖端扭转型室性心动过速发生率低;可引起甲状腺功能减退或亢进,长期大剂量用药发生率 10%～20%,需每 3～6 个月检测甲状腺功能;可引起间质性肺泡炎和肺间质纤维化,发生率为每年 1%～4%,呈不可逆性,一旦发生需立即停药,胸部 X 线或 CT 检查在用药第 1 年可每 6 个月 1 次,以后每年 1～2 次,有发热、咳嗽、气短等症状时要及时检查;小剂量或短时间使用不良反应发生率大幅降低;可引起转氨酶增加 2～3 倍或药物相关肝功能异常,发生率 15%,需减小剂量或停药;可增高华法林及非维生素 K 依赖性口服抗凝药的血药浓度,应加强监测凝血指标。

2.决奈达隆

决奈达隆用于阵发性或持续性心房颤动转复后维持窦性心律,减少因心房颤动住院的风险,减少心房颤动合并心血管高危因素的心血管住院率和死亡率;有 β 受体阻滞作用,可用于稳定性冠心病合并心房颤动。该药起效较快,是无器质性心脏病、瓣膜型心脏病或射血分数保留型心力衰竭合并心房颤动时维持窦性心律的推荐用药。

(1)用法:每次口服 400 mg,2 次/天,固定剂量;达峰时间 3～6 小时,半衰期 13～19 小时。

(2)注意事项:经肝代谢,需定期检测肝功能。QTc 间期延长发生率为 10.9%,尖端扭转型室性心动过速发生率低;禁用于 QTc 间期延长或使用延长 QT 间期药物的患者,也禁用于射血分数降低的心力衰竭或永久性心房颤动,可能增加病死率;与洋地黄、β 受体阻滞剂、华法林合用时,需要减少这些药物的剂量;增高口服抗凝药血药浓度,需慎重合用或调整抗凝药的种类和剂量。

3.索他洛尔

索他洛尔用于心房颤动复律前后,以及室性心律失常的治疗,有 β 受体阻滞作用,可用于冠心病患者,可能增加其他器质心脏病和心力衰竭患者的病死率。

(1)用法:每次口服 40～80 mg,2 次/天。如 QTc 间期＜500 毫秒,可每 3 天增加剂量,每次增加 40～80 mg;儿童 2～8 mg/(kg·d),分 2 次给药。如 QTc 间期≥500 毫秒或较用药前增加 60 毫秒,需减量或停药;血浆半衰期 12 小时。

(2)注意事项:以原型从肾脏排泄。可引起 QTc 间期延长。尖端扭转型室性心动过速发生率 1％～3％,当剂量＞320 mg/d,发生率明显增高。起始时可住院给药,改变剂量时检测 QTc 间期。可引起心动过缓或传导阻滞。禁用于心功能不全、明显左心室肥厚、低钾、支气管哮喘及肌酐清除率＜50 mL/min 的患者,需定期监测血钾和肌酐清除率。

4.伊布利特

伊布利特用于近期发作的心房颤动、心房扑动的急性转复,起效快,转复率高,常用于导管消融术中心房颤动的转复。

(1)用法:静脉推注,成人体重超过 60 kg 时,每次 1 mg;低于 60 kg 者每次 0.01 mg/kg,缓慢静脉推注 10 分钟。必要时用药 10 分钟后,可重复前述剂量 1 次;半衰期 6 小时。

(2)注意事项:可引起 QTc 间期延长,尖端扭转型室性心动过速发生率 2.0％～5.1％,给药时及给药后,连续心电监护至少 6 小时,监测 QTc 间期,一旦发生室性心律失常,立即静脉注射硫酸镁 1～2 g,必要时电复律。

5.多非利特

多非利特用于心房颤动、心房扑动复律和维持窦性心律;可用于合并心力衰竭患者。

(1)用法:口服,每次 0.125～0.500 mg,2 次/天。首次给药 2～3 小时后,若 QTc 间期≥500 毫秒或较基线延长≥15％以上,剂量减半或停药;达峰时间 2～3 小时,半衰期 10 小时。

(2)注意事项:可导致 QTc 间期延长,尖端扭转型室性心动过速发生率 0.8％～1.2％;需评估传导功能及肌酐清除率。

6.尼非卡兰

尼非卡兰用于危及生命的室性心动过速和心室颤动。可减慢房室旁路传导,有终止心房颤动的作用。该药起效快,不影响心肌收缩力,可用于器质性心脏病或心力衰竭患者。

（1）用法：静脉注射，成人每次 0.3 mg/kg，5 分钟内静脉推注完毕，重复静脉推注间隔 2 小时以上；静脉滴注维持量为成人 0.4 mg/(kg·h)，最大用量不超过 0.8 mg/(kg·h)；浓度 1 mg/mL，最高浓度＜2 mg/mL。即刻起效，达峰时间 2.5 分钟，半衰期 1.15～1.53 小时。

（2）注意事项：可引起 QTc 间期延长，尖端扭转型室性心动过速发生率为 1.4%～2.4%，静脉注射硫酸镁有效，需连续心电监测 3 小时以上或至 QTc 间期恢复正常。慎用或禁用于窦性心动过缓、房室传导阻滞和室内传导阻滞患者。

7.维纳卡兰

维纳卡兰用于转复近期发生的心房颤动，适用于持续时间≤7 天的非术后心房颤动或发作≤3 天的心脏术后心房颤动，可用于轻度心力衰竭。具有一定的心房选择性，对心室肌影响小，安全性高，转复快速。

（1）用法：静脉推注，3 mg/kg，时间 10 分钟。如 15 分钟后未转复，可以稍低的剂量再次给药，半衰期为 3 小时。

（2）注意事项：以体重计算剂量，禁用于收缩压＜13.3 kPa(100 mmHg)、失代偿期心力衰竭、主动脉瓣重度狭窄、二度以上房室传导阻滞，以及 1 月内有急性冠状动脉综合征的患者。

（四）Ⅳ类药物

1.维拉帕米

维拉帕米用于心房颤动或心房扑动的心室率控制，不适当窦性心动过速，终止和预防阵发性室上性心动过速，也可用于终止左后分支起源的特发性室性心动过速和短联律间期室性期前收缩诱发的室性心动过速。

（1）用法。①口服：初始剂量每次 40～120 mg，每 8 小时 1 次；儿童 4～8 mg/(kg·d)，分 3 次给药。可逐渐增加剂量；长期服用可使用缓释剂型，每次 240 mg，1 次/天。②静脉推注：终止室上性心动过速和特发性室性心动过速，每次 2.5～5.0mg 或 0.075～0.150 mg/kg，注射时间 2～5 分钟，间隔 15～30 分钟可重复 1 次，最大剂量 20 mg；静脉推注 1～5 分钟起效，达峰时间 5 分钟；静脉滴注维持量 0.005 mg/(kg·min)。血浆蛋白结合率 90%，半衰期 2.5 小时。

（2）注意事项：禁用于心功能不全和心房颤动合并预激，可引起心动过缓、传导阻滞、便秘等，不建议与 β 受体阻滞剂合用，禁用于 1 岁以下婴儿。

2.地尔硫䓬

地尔硫䓬用于心房颤动和心房扑动时快速心室率的控制,终止阵发性室上性心动过速。

(1)用法。①口服:初始剂量每次 30～90 mg,普通片 3～4 次/天,缓释片 1 次/天,根据疗效调整剂量,最大剂量 360～540 mg/d。②静脉推注:负荷量 15～25 mg,注射时间 2 分钟,15 分钟后可重复给药 0.35 mg/kg,静脉滴注维持剂量 10 mg/小时,最大维持剂量 15 mg/h,一般维持时间<24 小时。即刻起效,达峰时间 2～3 小时,半衰期 4～6 小时。

(2)注意事项:禁用于预激综合征合并心房颤动、心功能不全、病态窦房结综合征或房室传导阻滞、主动脉瓣狭窄、急性心肌梗死和心源性休克患者,与 β 受体阻滞剂合用时不良作用增加。

(五)其他

1.起搏电流 I_f 抑制剂

起搏电流 I_f 抑制剂如伊伐布雷定,治疗不适当窦性心动过速或心脏慢性收缩功能不全,在服用 β 受体阻滞剂后,窦性心律仍≥75 次/分的患者。

(1)用法:成人每次口服 2.5～7.5 mg,2 次/天;6～12 月龄儿童的用量为 0.02 mg/(kg·d),渐增至 0.2～0.3 mg/(kg·d),分 2 次给药。可与 β 受体阻滞剂合用,静息心率目标值 50～60 次/分。起效快,达峰时间 1 小时,半衰期2 小时。

(2)注意事项:禁用于低血压、急性心功能不全、严重肝损害患者;可引起心动过缓,避免与地尔硫䓬或维拉帕米合用。

2.β 受体激动剂

(1)异丙肾上腺素:用于高度或三度房室传导阻滞,尤其伴阿-斯综合征发作时;用于长 QT 间期综合征可提高心率并缩短 QTc 间期、抑制尖端扭转型室性心动过速;抑制 Brugada 综合征和早复极综合征等合并心室颤动/室性心动过速风暴。①用法:静脉推注负荷量每次 20～60 μg,重复剂量每次 10～20 μg。静脉滴注维持 0.5～1.0 mg 溶于 5% 葡萄糖溶液 200～300 mL 缓慢静脉滴注;起始输注速度 1～3 μg/min,儿童剂量 0.01～0.50 μg/(kg·min),可逐渐增加,根据心率调整剂量。即刻起效,半衰期 2.5～5.0 分钟。②注意事项:禁用于交感兴奋相关的室性心律失常;慎用于冠心病、甲亢患者。

(2)肾上腺素:用于心脏骤停的心肺复苏。①用法:成人每次 1 mg,儿童

0.01～0.03 mg/kg；静脉推注间隔 3～5 分钟重复 1 次，直到自体循环恢复；持续静脉滴注维持量 2～10 μg/min 或 0.1～0.5 μg/(kg·min)；立即起效，静脉推注半衰期＜5 分钟。②注意事项：可诱发或加重心肌缺血和快速心律失常，使用前需纠正低血容量，避免外渗。

3.毒蕈碱 M_2 受体阻滞剂

毒蕈碱 M_2 受体阻滞剂用于迷走神经兴奋性增高导致的窦性心动过缓和窦房传导阻滞、房室传导阻滞等，也可用于窦房结功能不全合并的缓慢交界区心律。

（1）用法：成人 0.5～1.0 mg，儿童 0.01～0.05 mg/kg；静脉推注、肌内注射或皮下注射，每 3～5 分钟重复 1 次，最大剂量 3 mg。静脉注射即刻起效，肌内注射 15～30 分钟起效。静脉推注达峰时间为 0.7～4.0 分钟，肌内注射达峰时间为 45～60 分钟。半衰期 3～10 小时。

（2）注意事项：慎用于希氏束以下及浦肯野纤维病变的房室传导阻滞、心肌缺血、心力衰竭、心动过速，以及前列腺肥大患者。

4.间接 M_2 受体兴奋剂

（1）地高辛：用于减慢心房颤动或心房扑动的快速心室率及终止室上性心动过速，尤其合并心功能不全时。①用法：口服维持量 0.125～0.250 mg，1 次/天；静脉 0.25～0.50 mg，5％葡萄糖液稀释后静脉推注，之后可每 4～6 小时给予 0.25 mg，每天总量＜1 mg。口服起效时间 0.5～2.0 小时，静脉起效时间 5～30 分钟，口服半衰期 35 小时；约 5 个半衰期达稳态血药浓度，目标血药浓度 0.5～0.9 ng/mL。②注意事项：主要经肾排泄，慎用于肾功能不全、心肌炎、低氧血症、低钾、低镁和心肌淀粉样变患者；禁用于预激综合征合并心房颤动/心房扑动、房室传导阻滞、窦房结功能不全、肥厚性梗阻型心肌病、室性心动过速或心室颤动、心肌梗死急性期、缩窄性心包炎或二尖瓣狭窄伴窦性心律患者。中毒浓度＞2 ng/mL，可出现各种心律失常，立即停药，严重时使用地高辛特异性抗体纠正。

（2）去乙酰毛花苷：用于病情紧急时减慢房室结传导，如合并严重左心衰竭的阵发性室上性心动过速、心房扑动和心房颤动。①用法：0.2～0.4 mg，稀释后缓慢静脉推注，必要时每 2～4 小时给予 0.2～0.4 mg，总量＜1.2 mg/d；起效时间 10～30 分钟，达峰时间 1～3 小时，半衰期 36 小时。②注意事项：需在体内代谢为地高辛后发挥药理作用，中毒、不良反应和禁忌证同地高辛，可监测地高辛血药浓度，中毒浓度同地高辛。过量或中毒反应一般在停药后 1～2 天可消失。

5.腺苷 A1 受体激动剂

腺苷 A1 受体激动剂如腺苷,用于终止房室与房室结折返性心动过速,部分房性心动过速和右心室流出道特发性室性心动过速。

(1)用法:每次 6 mg,尽可能接近心脏部位于 1～2 秒内快速静脉推注,使用生理盐水快速冲洗注射管道;1～2 分钟内无效可再静脉推注 12 mg,最大剂量 18 mg。即刻起效,半衰期 10～30 秒,迅速被红细胞等摄取并降解。

(2)不良反应:较常见,如呼吸困难、胸闷等,持续时间仅数秒。也可引起一过性窦性心动过缓、窦性停搏,以及传导阻滞,诱发心房颤动较罕见。

(3)注意事项:禁用于窦房结功能不全、房室传导阻滞和高反应性气道疾病,出现心动过缓和心脏停搏可予心脏按压。

四、非药物治疗

目前心律失常的非药物治疗仍在不断发展中,随着循证医学的发展,这些方法将为临床心律失常的治疗提供更多的选择。心律失常的非药物治疗主要包括体外电复律和电除颤、导管消融治疗、器械植入治疗,以及直接针对心律失常的外科手术治疗。

(一)体外电复律和电除颤

电除颤和电复律的机制为将一定强度的电流通过心脏,使心脏全部或绝大部分心肌纤维在瞬间去极化,造成心脏短暂停搏,然后由窦房结或心脏其他自律性高的起搏点重新主导心脏节律。电复律与电除颤不同,前者放电需要和 R 波同步,如电复律在心室的易损期放电可能导致心室颤动。

适应证主要包括心房颤动、心房扑动、室上性心动过速、室性心动过速,以及心室颤动/心室扑动。按需复律的紧急程度对适应证进行分类如下。①择期复律:主要是心房颤动。②急诊复律:室上性心动过速伴心绞痛或血流动力学异常、心房颤动伴预激前传、药物无效的室性心动过速。③即刻复律:任何引起意识丧失或重度低血压的快速性心律失常。禁忌证为确认或可疑的洋地黄中毒、低钾血症、多源性房速、已知伴有窦房结功能不良的室上性心动过速。

(二)导管消融治疗

导管消融治疗快速性心律失常的机制:①阻断引起心动过速的折返环路,如房室旁路、房室结的慢径、峡部依赖性心房扑动的峡部及心肌梗死后室性心动过速的缓慢传导区等。②消除异位兴奋灶,如自律性增高的房速和起源于右心室流出道的室性期前收缩或室性心动过速等。目前临床使用的大多为射频消融,少数为冷冻消融。

1.房室旁路的导管消融

导管射频消融是治疗房室旁路引起的心动过速的首选,包括房室折返性心动过速、心房颤动或其他快速房速经旁路前传导致的快速心室率。总成功率为95%,复发率为1%～3%。左侧房室旁路消融成功率高于右侧,可达97%甚或100%。其基本原理是通过心内电生理检查和心内膜标测确定房室旁路部位,选择可能的有效靶点经导管输入一定能量的射频电流,使房室旁路及其邻近的心肌组织发生凝固性坏死,从而完全阻断房室旁路传导,以彻底消除房室旁路参与的心动过速。

2.房室结折返性心动过速的导管消融

临床上常见的为慢快型(常见型),占95%;少见为快慢型(非常见型),约占5%;极少数可为慢慢型。消融部位多在慢径,只有在慢径消融失败时才考虑消融快径。少数患者可在左侧房室连接部进行消融。靶点的确定常采用解剖定位和心内电位定位相结合的方法,消融的总成功率为96%～100%。房室结折返性心动过速消融的主要并发症为三度房室传导阻滞。多数文献报道,消融快径导致三度房室传导阻滞的发生率为2%～21%,消融慢径导致的三度房室传导阻滞的发生率低于3%,并发症的发生率与操作者的技术和经验有很大关系。

3.房速的导管消融

房速起源于房室结以上的心房组织。根据发生机制分为:①自律性房速,由自律性增高引起,几乎都有器质性心脏病,大多呈持续发作。②折返性房速,由房内折返引起,折返环形成与房内存在慢传导区有关,多呈阵发性,可有或无器质性心脏病基础。③由触发活动引起的房速。现有的抗心律失常药物对房速的疗效均不理想,射频消融具有高达80%～100%的成功率,具有较低的复发率和并发症发生率。尤其是随着三维标测系统的应用,更明显提高了房速消融的成功率。

4.心房扑动的导管消融

一般认为心房扑动为心房内的大折返激动所致,根据发生机制和部位分为典型心房扑动和非典型心房扑动。

(1)典型心房扑动:指右心房内大折返性心动过速,左心房被动激动折返环依赖于下腔静脉和三尖瓣环之间峡部的缓慢传导,体表心电图表现为较明显的锯齿波。对于典型心房扑动,射频消融的成功率较高,可达95%,术后心房扑动的复发率一般低于 10%。

(2)不典型心房扑动:指不依赖于下腔静脉和三尖瓣环之间峡部的缓慢传导的大折返环。应用常规电生理标测方法对不典型心房扑动患者进行射频消融,即使在有经验的中心成功率也相对较低,约 70%。而三维标测系统的应用可明显提高不典型心房扑动的导管射频消融成功率,有研究显示可达 90% 以上。

5.心房颤动的导管消融

研究表明,导管消融可治愈心房颤动、改善患者的症状、生活质量和心功能,也能提高患者的生存率。随着对心房颤动发生发展机制的不断深入了解,导管消融治疗心房颤动的临床疗效正在稳步提高,其方法学也在逐步演变。近年来,主流的消融方法包括肺静脉环状电极指导下的肺静脉节段性消融、三维标测系统指导下的环肺静脉线性消融、心腔内超声指导下的肺静脉前庭电隔离、三维标测系统联合双肺静脉环状电极导管指导下的环肺静脉电隔离、碎裂心房电位消融和心房迷走神经结消融。随着消融方法的不断改进和对复发患者的再次消融,目前在有经验的电生理中心导管消融治疗心房颤动的成功率可达 90% 左右。

根据目前我国的心房颤动治疗建议,对于年龄低于 75 岁、无或轻度器质性心脏疾患、左心房直径<50 mm 的反复发作的阵发性心房颤动患者,在有经验的电生理中心,可以考虑作为推荐治疗手段。目前已开始对左心房明显增大、有器质性心脏病或心力衰竭的心房颤动患者进行导管消融的临床研究,心房颤动的类型也由阵发性扩展到持续性和永久性心房颤动。左心房大小、持续或永久性心房颤动的持续时间、有无二尖瓣反流及程度、年龄等可能是影响消融术疗效的重要因素,对于左心房内径超过 55 mm、心房颤动的持续时间超过 10 年和伴有明确的器质性心脏病而没有或不能完全纠正的患者,在接受导管消融术后有较高的心房颤动复发率。也有研究提示,心房肌有瘢痕的患者术后心房颤动复发和左心房扑动的发生率高。

6.室性心动过速的导管消融

导管消融主要适用于特发性室性心动过速、束支折返性室性心动过速、器质性心脏病室性心动过速,对致心律失常性右心室心肌病和扩张型心肌病室性心动过速的消融效果差。

(1)特发性室性心动过速:约占全部室性心动过速的 10%,一般预后良好,但频繁发作可使生活质量明显下降,一些心室率较快的室性心动过速还可出现血流动力学障碍。射频消融对这种类型的室性心动过速具有很高的成功率,可达 90%～95%,是临床首选的根治性治疗方法。明确的适应证是有症状的持续性或非持续单形性室性心动过速,药物治疗无效或不能耐受,或不愿接受长期药物治疗的患者。

(2)器质性室性心动过速:指发生在器质性心脏病患者中的室性心动过速,占所有室性心动过速的 80%～90%。常见发生器质性室性心动过速的疾病包括冠心病陈旧性心肌梗死后、致心律失常性右心室心肌病/发育不良、扩张型心肌病、法洛四联症外科矫正术后等。射频消融治疗器质性室性心动过速的疗效目前仍不理想,仅作为植入型心律转复除颤器的有效补充。

(3)束支折返性室性心动过速:多见于扩张型心肌病,由于折返环路明确,具有较高的射频消融成功率,可作为此类患者的首选。

(三)器械植入治疗

器械植入治疗主要包括心脏起搏治疗和植入型心律转复除颤器治疗,通过发放电脉冲或电击心脏达到治疗目的。

1.心脏起搏治疗

缓慢性心律失常的永久起搏治疗早已成为常规方法,这种植入性装置挽救了许多窦房结和房室结病变所致的缓慢心律失常患者的生命,经过数十年的长期临床随访观察,证明其疗效是安全可靠的。植入性心脏起搏器治疗的适应证主要是"症状性心动过缓"。症状性心动过缓是指直接由于心率过于缓慢,导致心排血量下降,重要脏器及组织尤其大脑供血不足而产生的一系列症状,如一过性晕厥、近似晕厥、头晕、黑矇等;长期的心动过缓也可引起全身性症状,如疲乏、运动耐量下降,以及充血性心力衰竭等。

2.植入型心律转复除颤器治疗

目前植入型心律转复除颤器治疗是预防心脏性猝死的唯一有效方法,作为对危及生命的室性快速心律失常的一线治疗。主要适应证包括非可逆性原因引起的心室颤动或血流动力学不稳定的持续室性心动过速导致的心脏骤停;器质性心脏病的自发持续性室性心动过速,无论血流动力学是否稳定;原因不明的晕厥,在心电生理检查时能诱发有显著血流动力学改变的持续室性心动过速或心室颤动;心肌梗死所致左室射血分数<35%,且心肌梗死后 40 天以上,纽约心脏病协会心功能 Ⅱ 或 Ⅲ 级;纽约心脏病协会心功能 Ⅱ 或 Ⅲ 级,左室射血分数≤35%的非缺血性心肌病患者;心肌梗死所致左室射血分数<30%,且心肌梗死 40 天以上,纽约心脏病协会心功能 Ⅰ 级;心肌梗死后非持续性室性心动过

速,左室射血分数＜40％,且心电生理检查能诱发出心室颤动或持续室性心动过速。

(四)快速性心律失常的外科手术治疗

外科手术治疗快速性心律失常是另一重要的治疗措施,通过切除异位兴奋灶或心动过速生成、维持与传播的组织,从而根治某些心律失常。它不仅与射频导管消融等治疗措施相互补充,对一些难治性心律失常如心房颤动、心肌梗死后室壁瘤室性心动过速等也有效。其中以心房迷宫术对心房颤动的疗效较好,较长的随访期内仍保持窦性心律的百分率较高,发生心动过缓而需心脏起搏器植入者很少。

冠 心 病

第一节 概 述

冠心病是由于冠状动脉循环功能性或器质性改变,引起冠状动脉血流和心肌需求之间的不平衡而导致的心肌缺血性损害的一种心脏病,绝大部分系冠状动脉粥样硬化性病变致使管腔狭窄,少部分系冠状动脉痉挛所致,冠状动脉痉挛可发生在冠状动脉粥样硬化基础上,亦可发生在正常冠状动脉。

第二节 病因与病机

《黄帝内经》中提出胸痹可由外感、内伤、继发病因如痰饮、瘀血等引起。《举痛论》言:"寒气入经而稽迟,血凝泣而不行,客于脉外,血少,客于脉中,气不通,故卒然而痛。"《金匮要略》中首创胸痹的辨证论治,提出温补阳气、温阳兼利小便、化痰祛浊等基本祛邪方法。对于胸痹的病机,《伤寒杂病论》记载道:"夫脉当取太过不及,阳微阴弦,即胸痹而痛,所以然者,责其极虚也。今阳虚,知上焦,所以胸痹心痛者,以其阴弦故也。"即上焦阳气不足,胸阳不振,阴寒太盛,水饮内停。

《诸病源候论》认为胸痹的形成原因有二:一者,"风冷邪气乘于心也";二者,认为本病的发病与肾不能运化水液,"停饮乘心之络"有关。孙思邈《备急千金要方》将胸痹的病因归为寒、气、痰、瘀、热,特别重视寒邪致病,采用乌头赤石脂丸治疗。张元素在《医学启源》中,从本病、标病、虚实寒热等角度描述了心经的经脉证法。易水学派对胸痹有 2 种认识,即不通则痛和不荣则痛。不通则痛,为实痛证证治之纲领,李东垣在《医学发明》中论述:"通则不痛,痛则不通,痛随利减,当通其经络,则疼痛去矣。"《证治准绳·杂病》中谓:"臂痛有六道经络,究其痛在何经络之间,以行本经药行其气血,血气通则愈矣。"奠定了冠心病调气活血通络的治法。明清时期,胸痹进入以瘀血学说为主导的阶段。《医林改错》和《血证论》对后世治疗胸痹心痛颇有启发,并创制了以血府逐瘀汤为主的多个方剂,用于胸痹治疗,对后世影响颇大。

胸痹一病,基本病机在于宗气不升、气虚血瘀、脉络失养,治疗时宜升补宗气、补气活血、养心通脉。

一、宗气不升

"宗气"又称为"胸气""大气""胸中大气",首见于《黄帝内经》。《素问·平人气象论》中谓:"胃之大络,名曰虚里,贯膈络肺,出于左乳下,其动应衣,脉宗气也。"此为文献中关于宗气的最早记载。《黄帝内经》中认为宗气是由水谷精微化生,积聚于胸中,与肺吸入的自然界清气相合发挥作用的气。张锡纯则强调宗气是胸中之主,即"大气者,原以元气为根本,水谷之气为养料,以胸中之地为宅窟者也"。宗气位于上焦心肺所居,与心肺二脏关系密切。《灵枢·邪客》中指出:"宗气积于胸中,出于喉咙,以贯心脉,而行呼吸焉。"即宗气的功能主要是贯心脉行气血,走息道而行呼吸。宗者,尊也。人体五脏六腑、经络循行皆赖于宗气的运行。宗气不仅为全身诸气之纲领,亦为全身血脉之纲领。

喻昌在《医门法律》中说:"五脏六腑,大经小络,昼夜循环不息,必赖胸中大气斡旋其间。大气一衰,则出入废,升降息,神机化灭,气立孤危矣。"宗气虚,则不能贯心脉、行气血,走息道、行呼吸,宗气的盛衰可对人的心肺功能与气血循行产生至关重要的影响,因此宗气不足成为心系疾病的重要病机。中医认为,宗气与营卫之气密切相关。《景岳全书》中记载:"营气卫气,无非资借宗气,故宗气盛则营卫和,宗气衰则营卫弱矣。"宗气的来源主要有两端,一者为水谷之精微,一者为自然之清气,因此当这两个来源失司时宗气的生成就会产生障碍。年老体弱、久病失养、劳倦内伤等因素,易导致人体宗气化生无源,宗气不足,甚则下陷。宗气虚弱,推动鼓动无力,心血行而不畅,导致心系疾病发生。如大气下陷,则"气短不足以息,或努力呼吸,有似乎喘;或气息将停,危在顷刻"。宗气不足,对于心主血脉的功能正常发挥不利,气血瘀阻,脉络不通,可发为心系疾病。

宗气不足主要分为两类,宗气亏虚和宗气下陷。张仲景在《金匮要略·胸痹心痛短气病脉证治》描述宗气亏虚的表现为"胸痹之病……胸背痛,短气""胸痹,胸中气塞,短气"。从张仲景的论述中可见,宗气亏虚的表现与冠心病临床表现相似。张锡纯在《医学衷中参西录》中也说:"此气一虚,呼吸即觉不利,而且肢体酸懒,精神昏愦,脑力心思为之顿减。"若宗气亏虚继续加重,则会演变成宗气下陷。《灵枢·五色》言:"大气入于脏腑者,不病而卒死",即为大气下陷的描述。中医认为,大气下陷与五脏密切相关,导致大气下陷的成因主要有以下几个方面:一者与肾有关,禀赋不足,年老体衰,肾气不足或房劳伤肾、肾不纳气;二者与脾胃有关,胃病日久或饮食伤胃,脾虚不运,脾清不升,水谷之气化源不足;三者与肝有关,暴怒或抑郁,肝气上逆,壅塞胸膈,导致宗气不升。此外,大气下陷还与失血耗精、正气不足,久病久咳、肺气耗伤、清气不入、宗气不足等有关。大气下陷所表现出的临床症状较多,张锡纯在《医学衷中参西录》中首次系统阐述了宗气下陷的症状表现,"气短不足以息,或努力呼吸,有似乎喘;或气息将停,危在顷刻。"并对大气下陷的脉象进行了详细描述,"其脉象沉迟微弱,关前尤甚。其剧者,或六脉不全,或参伍不调。"现代临床认为,宗气虚的临床表现主要有胸闷、胸痛、气短、心悸、神疲、乏力、少气懒言、头晕、目眩、不寐、面色晦黯等,或兼见咳嗽、声低气怯、语言难出、鼻塞失音、舌干口渴、口淡乏味、多汗、纳呆腹胀、便溏、畏寒、浮肿、小便不利或不禁、胁肋疼痛、心下痞满、女子经水不行、经水淋沥、带下等表现。

二、气虚血瘀

《素问·调经论》曰:"血气不和,百病乃变化而生。"说明气血的变化是疾病发生的基础。《素问·调经论》曰:"血之与气并走于上,则为大厥。"气虚清阳不升,气虚血行不畅,气血瘀滞,脑失濡养,导致神明失用。劳倦内伤、忧思恼怒、嗜食厚味,以及烟酒等诱因,引起脏腑阴阳失调、气血逆乱而致血行不畅,血留成瘀。

古人认为,"血,其性属阴而主静;气,其性属阳而主动。血不能自行,必须靠气的推动"。《血证论·阴阳水火气血论》谓:"运血者,即是气。"气的充盛和气机的调畅是血液正常运行的基础,气行则血行;若气虚不能推动血行,血停为瘀,而血瘀亦能阻滞气机,进一步加重气虚血瘀。

中医认为,气和血是维持人体生命活动的基本物质,二者在生理上相互依存、相互转化,病理上亦相互牵连、相互影响。生理上,气与血之间的关系经常用"气为血之帅,血为气之母"来概括。一般来讲,气主要有以下三方面的生理功能:①气能生血,气化是血液生化的源头,水谷精微摄入之后,必须经过气的推动作用,才能转化为营养物质。②气能行血,气行血是指气的推动作用,是血液循行的动力。③气能摄血,即气对血液的运行起统摄作用,使得血液运行遵循常道,而不溢出于脉外。病理上,气血失和最为常见的表现是气虚血瘀,正如张景岳所说:"凡人之气血犹如源泉也,盛则流畅,少则壅滞,故气血不虚不滞,虚则无有不滞者"。

心气的盛衰,与心跳的强弱、节律,以及气血运行等密切相关。心气足,血脉充盛,才能保持正常的心力、心率和心律,心脏才能进行正常的生理活动;若心气虚弱不足,行血无力,则可致血液流行缓慢,血液运行不畅乃致血停成瘀。

第三节 发 病 机 制

一、脂肪浸润学说

该学说被提出后,经过不断地验证,得到了比较广泛的支持。该理论的精髓是血液中增多的脂质以低密度脂蛋白胆固醇、极低密度脂蛋白或其残粒的方式侵入动脉壁,而引起平滑肌细胞增生。脂蛋白降解释放出胆固醇、胆固醇酯、甘油三酯和其他脂质,低密度脂蛋白胆固醇还与动脉壁的多糖结合产生沉淀,刺激纤维组织增生,所有这些合在一起就形成了粥样斑块。

二、血栓形成与血小板聚集学说

血栓形成学说认为因为局部凝血机制亢进,形成血栓,血栓凝集在动脉管壁上,增生的血管细胞将其覆盖,成为动脉壁的一部分,然后血栓崩解释放出脂质和其他物质,这样日久形成了粥样斑块。血小板在受损血管内膜下的黏附和聚集是血栓形成的重要启动因素之一,冠状动脉血栓大多在动脉粥样硬化斑块破裂或损伤的基础上发生。在血小板聚集的过程中还会释放一些激素、前列腺环过氧化物、多肽、血栓素等物质,而后在平滑肌细胞内、外有脂质沉积而最终形成粥样硬化病变。

三、内皮损伤反应学说

冠心病的最基本病理改变是动脉粥样硬化。形成动脉粥样硬化的因素有很多,血管内皮损伤只是主要因素之一,被认为是动脉粥样硬化最重要的始动环节。内皮功能不全可能通过下列方式在冠心病形成和发展阶段的疾病生理机制中起关键作用:①引起冠状动脉血管张力调节功能失调;②加速冠状动脉管壁重塑的过程；③促使血小板的活化和聚集；④促进单核和中性粒细胞活化和黏附。

四、平滑肌克隆学说

平滑肌克隆学说认为每个斑块都由一个突变的平滑肌细胞衍化而来，一个斑块相当于被病毒或化学因素转化的平滑肌细胞增生而成的良性平滑肌瘤。研究表明，动脉粥样硬化的病理发展过程中，血管平滑肌的增生和迁移至血管内膜下是重要环节，同时也是血管介入治疗以后再次狭窄的原因之一。

五、炎症学说

炎症伴随着动脉粥样硬化的整个发生、发展过程，血管炎症被认为是动脉粥样硬化最重要的发病机制之一，其研究始终围绕炎症反应的具体机制、分子通路、炎症因子等方面展开。其中，具有代表性的炎症因子主要包括肿瘤坏死因子、单核细胞趋化蛋白，以及基质金属蛋白酶等。

(一)肿瘤坏死因子

肿瘤坏死因子作为一类具有多种生物学活性的细胞因子，包括 3 种，其中肿瘤坏死因子-α 主要由单核巨噬细胞产生。在发生动脉粥样硬化时，血液中肿瘤坏死因子-α 的合成明显增多。肿瘤坏死因子-α 通过诱导细胞坏死、新生血管形成，以及血栓形成促进动脉粥样硬化易损斑块的发生，被认为是病理变化过程中发生内膜增生，以及内皮功能紊乱的重要炎症因子。在动脉粥样硬化发生、发展的整个过程中肿瘤坏死因子-α 均发挥着重要作用。发生病变时，对于巨噬细胞，肿瘤坏死因子-α 作为前炎症因子，通过诱导急性炎症因子 C 反应蛋白产生黏附分子，其中细胞间黏附分子-1 促进巨噬细胞的产生，加重动脉粥样硬化的发生。对于主动脉血管平滑肌细胞，肿瘤坏死因子-α 可以通过抑制其胶原基因的表达，导致其破裂、凋亡、斑块不稳定，进一步激活炎症细胞，诱导基质金属蛋白酶的合成，基质降解，加重斑块的易损性。

(二)单核细胞趋化蛋白

单核细胞趋化蛋白-1 作为趋化因子家族中的一员，可趋化单核细胞向血管内膜迁移，活化为巨噬细胞，诱导早期动脉粥样硬化的发生。机体内的多种细胞可以分泌单核细胞趋化蛋白-1，直接或间接地参与动脉粥样硬化的整个免疫炎症过程。研究发现，血浆单核细胞趋化蛋白-1 水平的升高会增加发生冠状动脉粥样硬化的风险。内皮细胞作为预防动脉粥样硬化的初始因素，大量的脂质因素聚集此部位从而导致其发生损伤，单核细胞趋化蛋白-1 促使单核巨噬细胞、淋巴细胞等免疫细胞聚集于动脉壁,引起炎症反应,导致动脉粥样硬化易损斑块的形成。血管平滑肌细胞的增生和向血管内膜的迁移是动脉粥样硬化晚期病变的代表因素,单核细胞趋化蛋白-1 对其具有趋化增殖的作用,同时通过诱导组织因子的表达,促进血栓形成。

(三)基质金属蛋白酶

动脉粥样硬化的形成过程与细胞外基质的降解-合成的动态失衡有着重要的联系,基质金属蛋白酶是调节细胞外基质最重要的酶类,多种前炎症因子可以诱导单核巨噬细胞、内皮细胞等产生基质金属蛋白酶,加重动脉粥样硬化的病理变化。基质金属蛋白酶是一类酶活性依赖锌离子的蛋白酶超家族,其活性主要受到酶原激活、转录水平,以及抑制物的调控。基质金属蛋白酶过度表达可引起动脉粥样硬化、脑血栓等相关疾病。白细胞介素-1β 和肿瘤坏死因子-α 可以通过刺激血管平滑肌细胞,导致基质金属蛋白酶的分泌,诱发细胞外基质的降解-合成发生失衡。在动脉粥样硬化病变部位的巨噬细胞、平滑肌细胞、内皮细胞中检测到了基质金属蛋白酶的存在,表明基质金属蛋白酶参与了动脉粥样硬化的发生、发展过程。血管平滑肌细胞的增殖及其向血管内膜的迁移是动脉粥样硬化斑形成的关键因素之一,其发生除受到细胞自身的基因表达调控外,还与细胞外基质的代谢密切相关,基质金属蛋白酶在此过程中发挥了重要作用。基质金属蛋白酶家族包括多种细胞因子,如"经典型"的基质金属蛋白酶-2 和基质金属蛋白酶-9,新型的基质金属蛋白酶-14 等。血小板源性生长因子诱导血管平滑肌细胞的增殖过程与基质金属蛋白酶-2 的活性密切相关,碱性成纤维生长因子诱导的血管平滑肌细胞增殖则与基质金属蛋白酶-2 和基质金属蛋白酶-9 均具有相关性。对这些细胞因子的深入研究可为动脉粥样硬化的防治提供新的思路。

第四节　诊　　断

一、稳定型心绞痛

(一)临床表现

1.症状

稳定型心绞痛以发作性胸痛为主要临床表现,疼痛的特点具体如下。

（1）部位：主要在胸骨体上段或中段之后，可波及心前区，有手掌大小范围，甚至横贯前胸，界限不清，常放射至左肩、左臂内侧达无名指和小指，还可至颈、咽、下颌部。

（2）性质：胸痛常为压迫、发闷或紧缩性，也可有灼烧感，但不像针刺或刀扎样锐性痛，偶伴濒死的恐惧感觉，部分患者仅有胸闷不适而非胸痛。发作时，患者被迫停止正在进行的活动，直至症状缓解。

（3）诱因：疾病发作常为体力劳动或情绪激动所诱发，饱食、寒冷、吸烟、心动过速、休克等亦可诱发。疼痛多发生于劳力或激动的当时，而不是在劳累之后。典型的心绞痛常在相似的条件下重复发生，但有时同样的劳力只在早晨引起心绞痛，而不在下午，提示与晨间交感神经兴奋性增高等昼夜节律变化有关。

（4）持续时间：疼痛出现后常逐步加重，达到一定程度后会持续一段时间，然后逐渐消失，心绞痛一般持续数分钟，多为 3～5 分钟，很少超过半小时。

（5）缓解方式：一般在停止原来诱发症状的活动后即可缓解，舌下含服硝酸甘油等硝酸酯类药物也能在几分钟内缓解。

2.体征

心绞痛患者一般无异常体征，发作时常见心率增快、血压升高、表情焦虑、皮肤冷或出汗，有时出现第四或第三心音奔马律。可有暂时性心尖部收缩期杂音，是乳头肌缺血以致功能失调引起二尖瓣关闭不全所致。

（二）辅助检查

心绞痛发作时心电图检查可见 ST-T 改变，症状消失后心电图 ST-T 改变亦逐渐恢复，支持心绞痛诊断，未捕捉到发作时心电图者可做负荷试验。冠状动脉的增强 CT 检查有助于无创性评价冠状动脉管腔狭窄程度及管壁病变性质和分布，冠状动脉造影可以明确冠状动脉病变的严重程度，有助于诊断和决定下一步治疗。

二、缺血性心肌病

（一）临床表现

根据缺血性心肌病的临床表现不同，将其分为充血型缺血性心肌病和限制型缺血性心肌病。

1.充血型缺血性心肌病

充血型缺血性心肌病的主要特点概括如下。

（1）以老年男性多见。

（2）冠状动脉多支病变、高度狭窄或完全闭塞是其主要特点。

（3）心力衰竭是其主要临床表现。

（4）多型性、难治性心律失常也是其特点之一，而心律失常又可诱发或加重心力衰竭。

（5）心脏扩大是该病的重要体征，初期以左心室扩大为主，后期则全心扩大。

（6）预后不良，存活率低。

2.限制型缺血性心肌病

限制型缺血性心肌病属于早期阶段，患者心肌虽有广泛纤维化，但心肌收缩功能尚好，心脏扩大尚不明显，临床上心绞痛已近消失，常以急性左心衰竭发作为突出表现。充血型缺血性心肌病为病程的晚期阶段，患者心脏已明显增大，临床上以慢性充血性心力衰竭为主要表现。一般认为，充血型缺血性心肌病是由限制型缺血性心肌病逐渐发展而来。

（二）辅助检查

1.心电图

心电图主要表现为左心室肥大、ST段压低、T波改变、异常Q波及各种心律失常，如窦性心动过速、房性期前收缩、室性期前收缩、室性心动过速、心房颤动及心脏传导阻滞等，且出现ST-T改变的导联常按病变冠状动脉支配区域分布，具有定位诊断价值。

2.胸部X线检查

胸部X线检查主要表现为心影增大，且多数呈主动脉型心脏（以左心室增大为主、右心室多数正常），少数心影呈普大型。并可见升主动脉增宽及主动脉结钙化等。多数患者有不同程度的肺淤血表现，但肺动脉段改变不明显。

3.心脏超声检查

心脏超声检查可见心腔内径扩大，并以左心房及左心室扩大为主；室壁呈节段性运动减弱或消失，左室射血分数明显降低；多数患者伴有二尖瓣口反流，并可见主动脉瓣增厚及钙化。

（四）冠状动脉造影

冠状动脉造影可见多支冠状动脉弥漫性严重狭窄或闭塞。

三、隐匿型冠心病

隐匿型冠心病患者的临床表现主要包括以下类型。

（1）患者没有任何冠心病相关症状，但是心电图或相关检查发现心肌缺血或冠状动脉狭窄。

（2）有心绞痛症状的患者在心绞痛未发作时出现心肌缺血的心电图。

（3）患者无冠心病或心肌梗死症状，但是心电图或有关检查发现陈旧型心肌梗死。

患者休息时有明显的心肌缺血表现或心电图负荷试验阳性，合并高血压、糖尿病、高胆固醇血症等，且无有关临床症状，即可诊断为隐匿型冠心病。

四、不稳定型心绞痛

（一）临床表现

1.症状

不稳定型心绞痛患者胸部不适的性质与典型的稳定型心绞痛相似，通常程度更重，持续时间数十分钟，胸痛在休息时也可发生。以下临床表现有助于诊断不稳定型心绞痛：诱发心绞痛的体力活动阈值突然或持久降低；心绞痛发生频率、严重程度和持续时间增加；出现静息或夜间心绞痛；胸痛放射至附近的或新的部位；发作时伴有新的相关症状，如出汗、恶心、呕吐、心悸或呼吸困难。常规休息或舌下含服硝酸甘油只能暂时，但不能完全缓解症状。症状不典型者也较多见，尤其在老年女性和糖尿病患者中多见。

2.体征

体检可发现一过性第三心音或第四心音，以及由于二尖瓣反流引起的一过性收缩期杂音，这些非特异性体征也可出现于稳定型心绞痛和心肌梗死患者，但详细的体格检查可发现潜在的加重心肌缺血的因素，并成为判断预后非常重要的依据。

（二）辅助检查

不稳定型心绞痛发作时心电图有一过性 ST 段偏移和/或 T 波的倒置，如果心电图变化持续 12 小时以上，则提示发生非 ST 段抬高型心肌梗死。组织坏死的非特异性指标不同于心肌梗死患者，如无血白细胞计数的升高和发热症状、心肌酶水平可无异常增高。心肌肌钙蛋白 T 或 C 反应蛋白水平升高是协助诊断和提示预后较差的指标。

五、非 ST 段抬高型心肌梗死

（一）临床表现

1.症状

绝大多数非 ST 段抬高型心肌梗死患者有典型的缺血性心绞痛表现，通常表现为深部的、定位不明确的、逐渐加重的发作性胸骨后或左胸部闷痛及紧缩感,可放射至左侧颈肩部、手臂及下颌部等,呈间断性或持续性,通常因体力活动和情绪激动等诱发,常伴有出汗、恶心、呼吸困难、窒息,甚至晕厥,一般可持续数分钟,休息后可缓解。

心绞痛发作时患者伴低血压或心功能不全,常提示预后不良。贫血、感染、发热和内分泌紊乱易促进疾病恶化与进展。非 ST 段抬高型心肌梗死的不典型临床表现包括右胸或肩胛部疼痛、胸背部疼痛、牙痛、咽痛、上腹隐痛、消化不良、胸部针刺样痛或仅有呼吸困难等(图 5-1),这些常见于老年、女性、糖尿病、慢性肾功能不全或痴呆患者,应注意鉴别。临床缺乏典型胸痛,特别是当心电图正常或临界病变时,常易被忽略和延误治疗,应注意连续观察。

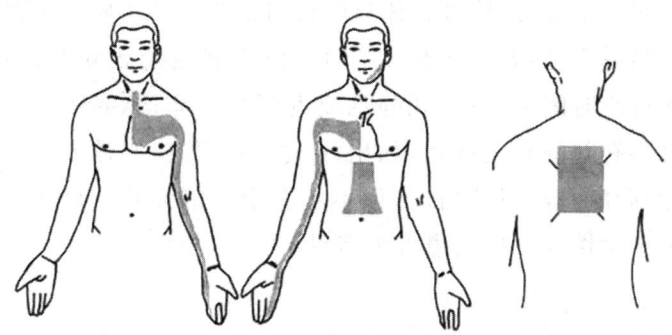

图 5-1　常见心绞痛部位及不典型心绞痛部位

2.体征

绝大多数非 ST 段抬高型心肌梗死患者无明显的体征。但常有出汗、焦虑,甚至坐立不安、期前收缩增多、心率加快等情况。患者血压通常正常,但如果患者疼痛和/或焦虑严重,血压会由于肾上腺素释放而增高。不稳定型心绞痛患者通常不发热,但心肌梗死患者通常在心肌梗死 4～8 小时后出现低热,持续 4～5 天。心脏听诊常无阳性体征,但如出现第一心音减弱,则要注意有无急性左心功能不全或房室传导阻滞的存在;第四心音常在胸骨旁能听到,表明左心室顺应性降低;如出现全收缩期杂音,应考虑有无二尖瓣反流。高危患者心肌缺血引起心功能不全时,可有新出现的肺部啰音或啰音增加、第三心音。

(二)辅助检查

1.心电图

静息 12 导联心电图是对疑诊非 ST 段抬高型心肌梗死患者进行筛查和评估的重要首选方法。ST-T 动态变化是非 ST 段抬高型心肌梗死最有诊断价值的心电图表现。症状发作时可记录到一过性 ST 段改变,症状缓解后 ST 段缺血性改变改善或发作时倒置 T 波呈"伪正常化",发作后恢复至原倒置状态更具有诊断意义,并提示有急性心肌缺血或严重冠状动脉疾病。陈旧性束支传导阻滞提示患者有潜在的冠状动脉疾病,但新出现的或可能为新出现的束支传导阻滞是高危患者的标志。有无症状时均应记录心电图,症状发作时的 12 导联心电图非常有价值。必要时应将不同时间的心电图做前后比较,如果有动态 ST-T 变化,应考虑可能存在非 ST 段抬高型心肌梗死。但有胸痛症状的患者即使心电图正常也不能除外非 ST 段抬高型心肌梗死。研究发现,60% 的非 ST 段抬高型心肌梗死患者心电图无变化。

发作时心电图显示胸前导联 T 波对称性深倒置并呈动态改变,多提示左前降支严重狭窄。有冠心病病史的患者如出现胸前导联和/或 aVL 导联的 ST 段改变时应加做后壁导联心电图,以明确是否存在后壁心肌梗死。变异型心绞痛常呈一过性 ST 段抬高。胸痛明显发作时心电图完全正常,还需考虑非心源性胸痛。非 ST 段抬高型心肌梗死的心电图 ST 段压低和 T 波倒置比不稳定型心绞痛更加明显和持久,并可有一系列演变过程。约 25% 的非 ST 段抬高型心肌梗死可演变为 Q 波心肌梗死,其余 75% 则为非 Q 波心肌梗死。反复胸痛的患者需进行连续多导联心电图监测,才能发现 ST-T 波变化及无症状性心肌缺血。心电图不仅对非 ST 段抬高型心肌梗死的诊断非常关键,其类型及变化幅度也能为预后提供重要参考信息。

2.心肌损伤标志物

心肌细胞损伤后坏死,细胞膜完整性破坏,导致这些细胞内大分子释放入循环血液,从而能够被检测到。主要的心肌坏死标志物包括肌酸激酶、肌酸激酶同工酶、心肌肌钙蛋白,在非 ST 段抬高型心肌梗死患者的诊断和预后判断中十分重要。

(1)肌酸激酶、肌酸激酶同工酶:评估患者胸痛的重要生化指标,但它们在正常患者血中也有一定低水平的浓度。除心脏外还存在于其他组织中,特别是骨骼肌。这些特点限制了它们的预测价值。

(2)心肌肌钙蛋白:与传统的心肌酶相比,心肌肌钙蛋白具有更高的特异性和敏感性,是理想的心肌坏死标志物。心肌肌钙蛋白在正常人体的血液中含量极少,因此具有高度的特异性。心肌肌钙蛋白的检测能够帮助发现 1/3 的肌酸激酶同工酶正常的不稳定型心绞痛患者的心肌坏死,目前已成为非 ST 段抬高型心肌梗死患者诊断和危险分层的必备条件,也为非 ST 段抬高型心肌梗死的早期诊断和预后提供了新的评估内容。高敏肌钙蛋白敏感性为心肌肌钙蛋白的10～100倍,胸痛发作3小时后即可检测到。

床旁生化标志物能快速提供非 ST 段抬高型心肌梗死的早期诊断及治疗指导。如果症状发作后3～4小时内心肌肌钙蛋白测定结果为阴性,应该在症状出现后6～9/12～24小时再次监测。但是心肌肌钙蛋白水平升高也可见于以胸痛为表现的主动脉夹层和急性肺动脉栓塞、非冠状动脉性心肌损伤,应注意鉴别。

3.影像学检查

冠状动脉计算机体层血管成像推荐用于没有明确冠心病病史,肾功能正常者检查,应考虑 CT 检查的辐射及造影剂对患者的影响。超声心动图能发现严重心肌缺血引起的左室射血分数降低和室壁节段性运动异常。利用影像学技术,如 MRI 检查、正电子发射体层成像等,可以进行心肌核素显像,评价心肌灌注、心肌细胞活力及心功能。

六、ST 段抬高型心肌梗死

(一)临床表现

1.症状

ST 段抬高型心肌梗死的临床表现多样,随梗死面积的大小、部位、发展速度和基础心脏功能情况等有不同的表现,最常见的症状是疼痛。典型的疼痛症状为胸骨后或心前区剧烈的压榨性疼痛,并且向左上臂、颈或下颌部放射,持续时间常超过10～20分钟,休息或服用硝酸甘油难以缓解,常伴有烦躁不安、出汗、恐惧,甚至有濒死感。部分患者疼痛部位不典型,个别患者无胸痛症状,还有一些患者以呼吸困难、心律失常、休克或急性心力衰竭为原发临床表现。

2.体征

检查患者的生命体征,观察有无皮肤湿冷、面色苍白、烦躁不安等早期血流动力学障碍表现。应该重视心肺听诊,肺部听诊注意有无湿啰音,心脏可有轻度到中度增大;心率增快或减慢;心尖区第一心音减弱,可出现第三或第四心音奔马律。

(二)辅助检查

1.心电图

典型的 ST 段抬高型心肌梗死超急性期心电图可表现为异常高大且2支不对称的 T 波。早期心电图表现为 ST 段弓背向上抬高,伴或不伴病理性 Q 波、R 波减低。根据心电图上不同导联的病理性 Q 波、ST 段抬高,以及 T 波高尖的情况,可对心肌梗死进行定位。非 ST 段抬高型心肌梗死心电图无 ST 段抬高,而多见持续的 ST 段下移和/或对称性 T 波倒置。

2.心肌标志物

(1)心肌肌钙蛋白:用于急性心肌梗死诊断的特异度高、敏感度好的生物学标志物,高敏感方法检测的肌钙蛋白 I/肌钙蛋白 T 称为高敏肌钙蛋白。推荐首选高敏肌钙蛋白检测,如果结果未见增高,应间隔 1~2 小时再次采血检测,并与首次结果比较,若结果增高超过 30%,应考虑急性心肌损伤的诊断。若初始 2 次检测结果仍不能明确诊断而临床提示急性冠状动脉综合征可能,则在 3~6 小时后重复检查。

(2)肌红蛋白:多在急性心肌梗死发病后 0.5~2.0 小时内水平升高,12 小时内达到峰值,24~48 小时内恢复正常,因其出现时间较心肌肌钙蛋白及其他心肌损伤标志物更早,故更有助于急性心肌梗死的早期识别。

3.超声心动图

超声心动图可发现室壁节段运动异常,可对心肌缺血区域作出判断。其在评价有胸痛症状而无特征心电图改变时,对排除主动脉夹层有帮助。

4.冠状动脉造影

冠状动脉造影可明确急性心肌梗死的诊断,并在此基础上进行经皮冠状动脉介入治疗,开通梗死相关冠状动脉。

第五节　治　　疗

一、辨证论治

临床工作中,辨证论治主要应用于心肌梗死与心绞痛的治疗,具体如下。

(一)心肌梗死

1.气虚血瘀证

(1)治法:益气活血,祛瘀止痛。

(2)方药:保元汤合血府逐瘀汤。常用药物包括桃仁、人参、黄芪、红花、当归、生地黄、牛膝、赤芍、枳壳、桔梗、川芎、柴胡、炙甘草、生姜、肉桂。合并阴虚者,可合用生脉散或人参养荣汤。

2.痰瘀互结证

(1)治法:活血化痰,理气止痛。

(2)方药:瓜蒌薤白半夏汤合桃红四物汤。常用药物包括瓜蒌、熟地黄、薤白、半夏、当归、白芍、桃仁、川芎、红花、白酒。痰浊郁而化热者,可予黄连温胆汤加减;痰热兼有郁火者,可加海浮石、海蛤壳、黑栀子、天竺黄、竹沥;大便干者,可加大黄;伴有热毒者,可合黄连解毒汤。

3.气滞血瘀证

(1)治法:疏肝理气,活血通络。

(2)方药:柴胡疏肝散合失笑散。常用药物包括川芎、香附、赤芍、枳壳、柴胡、陈皮、五灵脂、蒲黄、甘草。气郁日久化热者,可改柴胡疏肝散为丹栀逍遥散。

4.寒凝心脉证

(1)治法:散寒宣痹,芳香温通。

(2)方药:当归四逆汤。常用药物包括当归、桂枝、白芍、通草、炙甘草、细辛、大枣。胸阳痹阻者,可合枳实薤白桂枝汤;胸痛明显者,可予乌头赤石脂丸加减;偏阳虚者,可合四逆汤。

5.气阴两虚证

(1)治法:益气养阴。

(2)方药:生脉散合人参养荣汤。常用药物包括白芍、人参、黄芪、当归、熟地黄、麦冬、陈皮、白术、远志、五味子、茯苓、肉桂、甘草。胸阳痹阻者,可合枳实薤白桂枝汤;胸痛明显者,可予乌头赤石脂丸加减;偏阳虚者,可合四逆汤。

6.正虚阳脱证

(1)治法:回阳救逆,益气固脱。

(2)方药:四逆加人参汤。常用药物包括生附子、干姜、人参、炙甘草。咳唾喘逆、水气凌心射肺者,可予真武汤合葶苈大枣泻肺汤;伴有口干、舌质嫩红、阴竭阳脱者,可合用生脉散。

(二)心绞痛

针对本病本虚标实,虚实夹杂,发作期以标实为主,缓解期以本虚为主的病机特点,治疗应补其不足,泻其有余,先治其标,后治其本,先从祛邪入手,然后再予扶正,必要时可根据虚实标本的主次,兼顾同治。本虚宜补,权衡心之气血阴阳之不足,有无兼见肝、脾、肾脏之亏虚,调阴阳补气血,调整脏腑之偏衰,尤应重视补心气、温心阳;标实当泻,针对气滞、血瘀、寒凝、痰浊而理气、活血、温通、化痰,尤重活血通络、理气化痰。补虚与祛邪的目的都在于使心脉气血流通,通则不痛,故活血通络法在不同的证型中可视病情,随证配合。

1.心血瘀阻证

(1)症状:心胸疼痛,如刺如绞,痛有定处,入夜为甚,甚则心痛彻背,背痛彻心,或痛引肩背,伴有胸闷,日久不愈,可因暴怒、劳累而加重,舌质紫暗,有瘀斑,苔薄,脉弦涩。血行瘀滞,胸阳痹阻,心脉不畅。

(2)治法:活血化瘀,通脉止痛。

(3)方药:血府逐瘀汤加减。常用药物包括川芎、桃仁、红花、赤芍活血化瘀,和营通脉;柴胡、桔梗、枳壳、牛膝调畅气机,行气活血;当归、生地黄补养阴血;降香、郁金理气止痛。本方祛瘀通脉,行气止痛,用于胸中瘀阻,血行不畅,心胸疼痛,痛有定处,伴胸闷心悸之胸痹。瘀血痹阻重证,胸痛剧烈者,可加乳香、没药、丹参等;血瘀气滞并重,胸闷痛甚者,可加沉香、檀香、荜茇等;寒凝血瘀或阳虚血瘀者,可加桂枝、细辛、高良姜、薤白或人参、附子等益气温阳之品;气虚血瘀者,用人参养荣汤合桃红四物汤加减,重用人参、黄芪等;猝然心痛发作者,可含化复方丹参滴丸、速效救心丸等活血化瘀、芳香止痛之品。

2.气滞血瘀证

(1)症状:心胸满闷,隐痛阵发,时欲太息,遇情志不遂时容易诱发或加重,或兼有脘部胀闷,得嗳气或矢气则舒,苔薄或薄腻,脉细弦。肝失疏泄,气机郁滞,心脉不和。

(2)治法:疏肝理气,活血通络。

(3)方药:柴胡疏肝散加减。常用药物包括柴胡、枳壳疏肝理气;香附、陈皮理气解郁;川芎、赤芍活血通脉。本方疏肝理气,适用于肝气抑郁,气滞上焦,胸阳失展,血脉失和之胸胁疼痛等。胸闷心痛明显者,为气滞血瘀之象,可合用失笑散,加薤白、苏木;气郁日久化热,心烦易怒,口干便秘,舌红苔黄,脉弦数者,用丹栀逍遥散;便秘严重者,加当归龙荟丸。

3.痰阻心脉证

(1)症状:胸闷重而心痛微,痰多气短,肢体沉重,形体肥胖,遇阴雨天易发作或加重,伴有倦怠乏力,纳呆便溏,咳吐痰涎,舌体胖大且边有齿痕,苔浊腻或白滑,脉滑。痰浊盘踞,胸阳失展,气机痹阻,脉经阻滞。

(2)治法:通阳泄浊,豁痰宣痹。

(3)方药:瓜蒌薤白半夏汤合涤痰汤加减。常用药物包括瓜蒌、薤白化痰通阳,行气止痛;半夏、胆南星燥湿化痰;竹茹清化痰热;人参、茯苓、甘草健脾益气;石菖蒲、陈皮、枳实理气宽胸。两方均能温通豁痰,前方偏于通阳行气,用于痰阻气滞,胸阳痹阻者;后方偏于健脾益气,豁痰开窍,用于脾虚失运,痰阻心窍者。

痰浊郁而化热者,用黄连温胆汤加郁金;痰热者,加海浮石、海蛤壳、黑栀子、天竺黄、竹沥;大便干结者,加桃仁、番泻叶、大黄。痰浊与瘀血常同时并见,因此通阳豁痰、活血化瘀、宽胸理气、温通散寒经常并用,但必须根据病理因素偏重而有所侧重。

4.阴寒凝滞证

(1)症状:猝然心痛如绞,心痛彻背,喘不得卧,多因气候骤冷或骤感风寒而发病或加重,伴形寒,甚则手足不温,冷汗自出,胸闷气短,心悸,面色苍白,苔薄白,脉沉紧或沉细。素体阳虚,阴寒凝滞,气血痹阻,心阳不振。

(2)治法:辛温散寒,宣通心阳。

(3)方药:枳实薤白桂枝汤合当归四逆汤加减。常用药物包括桂枝、细辛温散寒邪,通阳止痛;薤白、瓜蒌化痰通阳,行气止痛;当归、白芍养血活血;枳实、厚朴理气通脉,大枣养脾和营。两方皆能辛温散寒,助阻通脉。前方重在通阳理气,用于胸痹阴寒证,见心中痞满,胸闷气短者;后方以温经散寒为主,用于血虚寒厥证,见胸痛如绞,手足不温,冷汗自出,脉沉细者。阴寒极盛之胸痹重症者,表现为胸痛剧烈,痛无休止,伴身寒肢冷,气短喘息,脉沉紧或沉微,予乌头赤石脂丸加荜茇、高良姜、细辛等;痛剧而四肢不温,冷汗自出者,即刻舌下含化苏合香丸或麝香保心丸,以芳香化浊,理气温通开窍。

5.气虚血瘀证

(1)症状:心悸胸闷,气短乏力,自汗,舌淡苔白,脉细弱无力或脉结代。气虚血瘀,心脉痹阻。

(2)治法:益气活血,温阳通脉。

(3)方药:补阳还五汤加减。常用药物包括黄芪补元气,使气旺血行,瘀去络通;川芎、赤芍活血通脉;薤白、瓜蒌化痰通阳,行气止痛;当归、白芍养血活血;大枣养血和营。本方为理血剂,具有补气、活血、通络之功效。

6.气阴两虚证

(1)症状:心胸隐痛,时作时休,心悸气短,动则益甚,伴倦怠乏力,声息低微,心烦口干,大便微结,面色㿠白,易汗出,舌质淡红,舌体胖且边有齿痕,苔薄白,脉虚细缓或结代。心气不足,阴血亏耗,血行瘀滞。

(2)治法:益气养阴,活血通脉。

(3)方药:生脉散合人参养荣汤加减。常用药物包括人参、黄芪、炙甘草大补元气,通经利脉;肉桂温通心阳;麦冬、玉竹滋养心阴;五味子收敛心气;丹参、当归养血活血。两者皆能补益心气,前方长于益心气、敛心阴,适用于心气足,心阴亏耗者;后方补气养血,安神宁心,适用于胸闷气短,头昏神疲等症。气滞血瘀者,可加川芎、郁金;痰浊之象者,加茯苓、白术、白蔻仁以健脾化痰;纳呆、失眠等心脾两虚者,加茯苓、茯神、远志、半夏曲、柏子仁、酸枣仁。

7.心肾阴虚证

(1)症状:心痛憋闷,心悸盗汗,虚烦不寐,腰酸膝软,头晕耳鸣,口干便秘,舌红少津,苔薄或剥,脉细数或促代。水不济火,虚热内灼,心失所养,血脉不畅。

(2)治法:滋阴清火,养心和络。

(3)方药:天王补心丹合炙甘草汤加减。常用药物包括生地黄、玄参、天冬、麦冬滋水养阴,以降虚火;人参、炙甘草、茯苓益助心气;柏子仁、酸枣仁、五味子、远志交通心肾,养心安神;丹参、当归身、白芍、阿胶滋养心血而通心脉。两方均为滋阴养心之剂,天王补心丹以养心安神为主,治疗心肾两虚,阴虚血少者;炙甘草汤以养阴复脉见长,主要用于气阴两虚,心动悸,脉结代之症。阴不敛阳,虚火内扰心神,虚烦不寐,舌尖红少津者,可用酸枣仁汤;兼风阳上扰者,加用珍珠母、灵磁石、石决明、琥珀等;若不效,再用黄连阿胶汤;心肾阴虚,兼见头晕目眩,腰酸膝软,遗精盗汗,心悸不宁,口燥咽干者,用左归饮。

8.阳气虚衰证

(1)症状:心悸而痛,胸闷气短,动则更甚,自汗,面色㿠白,神倦怯寒,四肢欠温或肿胀,舌质淡胖,边有齿痕,苔白或腻,脉沉细迟。阳气虚衰,胸阳不振,气机痹阻,血行瘀滞。

(2)治法:温补阳气,振奋心阳。

(3)方药:参附汤合右归饮加减。常用药物包括人参大补元气;附子温补真阳;肉桂振奋心阳;炙甘草益气复脉;熟地黄、山茱萸、补骨脂温养肾气。两方均能补益阳气,前方大补元气,温补心阳;后方温肾助阳,补益精气。伴寒凝血瘀标实症状者,适当兼顾;肾阳虚衰,不能制水,水饮上凌心肺,症见水肿、喘促、心悸者,用真武汤加黄芪、汉防己、猪苓、车前子;阳虚欲脱厥逆者,用四逆加人参汤,可增强疗效。

二、西医治疗

(一)非 ST 段抬高型心肌梗死

1.危险分层及早期介入治疗的选择

早期危险分层包括 Grace 评分及 TIMI 评分。Grace 评分包括 Killip 分级、动脉收缩压、心率、年龄、肌酐水平、心脏骤停、ST-T 段改变,以及心肌酶水平升高；TIMI 评分包括 7 个变量，分别为年龄＞65 岁、3 个以上冠心病的危险因素、既往冠状动脉狭窄＞50％、心电图 ST 段下移、24 小时前有 2 次心绞痛、7 天前应用阿司匹林、心肌标志物升高，每个变量 1 分。

对于极高危的患者，要在 2 小时内进行介入治疗。极高危患者主要包括反复心绞痛，出现心力衰竭或二尖瓣反流加重，血液动力学不稳定，休息及轻度体力活动时即出现心绞痛且药物治疗无效，持续性室性心动过速或心室颤动。对于高危的患者如 Grace 评分＞140 分，心肌肌钙蛋白动态性变化，新出现的 ST 段压低则需要早期进行介入治疗，如无上述症状但合并糖尿病或肾功能不全，射血分数值下降＜40％，心肌梗死后早期心绞痛，6 月内经皮冠状动脉介入治疗，既往冠状动脉搭桥病史且 Grace 评分为 90～140 分，TIMI 评分≥2 分的患者，可推迟介入治疗。而对于低危（TIMI 评分为 0～1 分，Grace 评分＜90 分）且无肌钙蛋白 I 变化的患者则考虑首选保守治疗。

2.药物治疗

（1）硝酸甘油：舌下含服硝酸甘油 5 mg，每隔 5 分钟服用 1 次，如持续疼痛或合并高血压可以应用静脉注射硝酸甘油。

（2）β受体阻滞剂：对于无心力衰竭、低心输出量、心源性休克风险，以及其他 β受体阻滞剂应用禁忌证的患者，要在 24 小时内应用 β受体阻滞剂。对于稳定心力衰竭，射血分数降低的患者可选用卡维地洛、比索洛尔等。静脉 β受体阻滞剂对于有心源性休克风险的患者有害。

（3）钙通道阻滞剂：对于无钙通道阻滞剂应用禁忌者，如左室射血分数下降，心源性休克风险增加，PR＞0.24 秒，二度或三度房室传导阻滞的患者，如持续心肌缺血症状，尤其是对 β受体阻滞剂疗效仍不佳的患者，可以考虑应用钙通道阻滞剂。不建议应用短效制剂，如硝苯地平。

（4）止痛药：治疗后缺血症状仍不缓解，可应用吗啡静脉注射。不能用或停用非甾体抗炎药物，因为后者可增高心血管不良事件发生的概率。

（5）对于口服抗血小板药物的建议。

1）阿司匹林：已长期服用肠溶阿司匹林的患者要在经皮冠状动脉介入治疗前服用阿司匹林 81～325 mg，如患者未服用阿司匹林则需要口服负荷量阿司匹林 325 mg。经皮冠状动脉介入治疗后建议阿司匹林 81～325 mg，长期服用。100 mg 的术后维持剂量优于 300 mg。

2）P2Y12 受体拮抗剂及 GPⅡb/Ⅲa 受体拮抗剂：经皮冠状动脉介入治疗前需给予负荷量的 P2Y12 受体拮抗剂，包括氯吡格雷 600 mg、普拉格雷 60 mg、替格瑞洛 180 mg。对于高危的非 ST 段抬高型心肌梗死患者，如术前未给予足量的氯吡格雷或替格瑞洛负荷，可在经皮冠状动脉介入治疗开始时给予 GPⅡb/Ⅲa 受体拮抗剂。如非 ST 段抬高型心肌梗死患者植入支架，P2Y12 受体拮抗剂应服用至少 12 月，氯吡格雷 75 mg/d，普拉格雷 10 mg/d，替格瑞洛 90 mg，2 次/天。

对于新型抗血小板药物的选择，早期进行介入治疗的非 ST 段抬高型心肌梗死的患者，可考虑优先选择替格瑞洛，如无高出血风险的患者也可优先考虑应用普拉格雷。对于非 ST 段抬高型心肌梗死高危患者的患者可加用 GPⅡb/Ⅲa 受体拮抗剂。对于出血性风险性高于血栓风险性的患者，也可以考虑在经皮冠状动脉介入治疗后 12 月前停用 P2Y12 受体拮抗剂。既往有脑卒中或短暂性脑缺血发作病史的患者禁用普拉格雷。

3)紧急冠状动脉搭桥术治疗时对抗血小板药物治疗应用的建议：冠状动脉搭桥术前建议继续应用阿司匹林 80～321 mg；如择期进行经皮冠状动脉介入治疗，替格瑞洛及氯吡格雷建议需停用 5 天以上，术前普拉格雷要停用 7 天以上。如需要紧急冠状动脉搭桥术，则氯吡格雷和替格瑞洛需停用至少 24 小时以上，以降低出血风险。短效的 GPⅡb/Ⅲa 受体拮抗剂需停用至少 2～4 小时，长效的 GPⅡb/Ⅲa 受体拮抗剂需停用至少 12 小时。

(6)对于抗凝药物的建议：进行经皮冠状动脉介入治疗的非 ST 段抬高型心肌梗死患者需给予抗凝药物，包括普通肝素、比伐芦定，以及低分子肝素。不宜使用磺达肝葵钠，因为后者可增加接触性血栓的发生。如患者术前接受低于 2 个治疗剂量的依诺肝素治疗，且最后剂量在经皮冠状动脉介入治疗前 8～12 小时，需在经皮冠状动脉介入治疗前给予静脉注射依诺肝素 0.3 mg/kg。如患者术前应用磺达肝葵钠，则经皮冠状动脉介入治疗前还需给予静脉肝素 85 U/kg，以防导管内血栓。非 ST 段抬高型心肌梗死患者经皮冠状动脉介入治疗后除特殊原因外，均建议停用抗凝药物。对于出血风险性较高的患者建议首选比伐芦定。

(7)抗血小板药物、抗凝药物的三联治疗：对于非 ST 段抬高型心肌梗死如合并有心房颤动，在经皮冠状动脉介入治疗后需要三联抗血小板药物、抗凝药物，尽可能地缩短三联药物的时间，并建议合用质子泵抑制剂受体拮抗剂。抗凝指标国际标准化比值调整为 2.0～2.5。

3.特殊人群的注意事项

对于 75 岁及以上的老年患者，治疗应遵循个体化原则，要根据体重、肌酐清除率、药物的动力学及药代学、容积分布、药物相互作用,以及个体的敏感性来调整药物用量,考虑到出血的风险性,抗凝药物建议应用比伐芦定。对于合并有糖尿病或多支病变的患者可以优选冠状动脉搭桥术治疗,以改善生存率及降低脑血管疾病事件。

(1)心力衰竭及心源性休克患者:心力衰竭合并非 ST 段抬高型心肌梗死的患者与无心力衰竭患者在危险分层及早期介入治疗方面的建议相同。制定血运重建策略时还需要参考冠心病范围、相关心脏疾病、左心室功能,以及既往血运重建情况。对于心源性休克的患者,如缺血为主要的原因,建议早期介入治疗。

(2)女性患者:女性患者与男性患者在急性期治疗及二级预防方面相同,但需要考虑到体重的影响,并要根据肾功能确定血小板及抗凝药物剂量,以降低出血并发症。对于孕期女性,如药物疗效不佳或合并有威胁生命的并发症时也可建议血运重建治疗。对于低危的急性冠状动脉综合征女性患者不建议早期介入治疗。

(3)贫血和肾功能不全患者:对于贫血的患者可以根据重量及慢性肾脏疾病程度来制定抗凝和抗血小板的策略,如血色素＞8 g,血液动力学稳定,可以不输血。慢性肾脏疾病患者进行冠状动脉及左心室噪音时要足量水化,对于 2 期及 3 期慢性肾脏疾病患者可早期进行介入治疗。

(4)非冠状动脉狭窄的非 ST 段抬高型心肌梗死患者:变异型心绞痛患者宜钙通道阻滞剂合用硝酸酯类药物以预防或减少心绞痛发生,并建议采用他汀类药物及戒烟等预防措施,建议行冠状动脉造影检查以排除阻塞性冠心病。如经过非介入检查仍不能确诊则建议应用激发试验。对于冠状动脉造影完全正常的急性冠状动脉综合征患者则建议应用冠状动脉血流分数来评价内皮功能,同时要考虑心碎综合征的可能性。后者需要左心室造影、超声心动、磁共振等进一步确诊。心碎综合征患者也需要进行冠心病的常规治疗,如血管转化酶抑制剂、β受体阻滞剂、阿司匹林等。

(二)ST 段抬高型心肌梗死

1.一般处理

急性心肌梗死患者病情危重,应立即给予患者心电图、血压、呼吸,以及血氧饱和度监测。但对急性心肌梗死患者是否需要给予常规吸氧治疗尚存争议,相关研究表明,常规吸氧对急性心肌梗死患者并无益处,反而增加了早期心肌损伤及 6 个月后心肌梗死的面积。对伴有气短、低血氧、生命体征不平稳的患者可予吸氧治疗。

2.抗心肌缺血药物

(1)硝酸酯类及阿片类药物:过度疼痛可刺激交感神经,增心肌耗氧及缺血,因此对没有禁忌证的急性心肌梗死患者,出现明显胸痛时可予静脉注射吗啡。硝酸酯是非内皮依赖性血管扩张剂,具有扩张外周血管和冠状动脉的效果,舌下含服或静脉使用可有助于改善胸痛症状;但目前仍缺乏随机对照试验下证实硝酸酯类可降低主要心血管事件,故症状控制后,可以停用硝酸酯类药物。

(2)β受体阻滞剂:可竞争性抑制循环中的儿茶酚胺对心肌的作用,通过减慢心率、降低血压和减弱心肌收缩力、降低心肌耗氧量,以及改善缺血区的氧供需失衡,减少心肌梗死面积,对减低急性心肌梗死患者急性期病死率及改善远期预后有良好疗效。因此,在无该药禁忌证时,应在 24 小时内尽早使用,并从小剂量开始应用并逐渐增加至患者最大耐受剂量。

3.再灌注治疗

再灌注治疗是对急性心肌梗死,尤其是 ST 段抬高型心肌梗死及高危非 ST 段抬高型心肌梗死患者的关键环节,早期快速开通梗死相关冠状动脉,可降低患者死亡风险,显著改善预后,应尽早给予再灌注治疗。再灌注治疗包括药物溶栓、经皮冠状动脉介入治疗、冠状动脉搭桥术 3 种方式。

研究表明,对发病 3 小时以内的急性心肌梗死患者,药物溶栓的疗效与经皮冠状动脉介入治疗基本相似。因溶栓治疗简便、快速,在不具备经皮冠状动脉介入治疗条件的医院或预计经皮冠状动脉介入治疗时间超过 120 分钟,无溶栓禁忌证的急性心肌梗死患者可首选溶栓策略,力争在 30 分钟内给予患者药物溶栓,可选择阿替普酶、兰替普酶,以及尿激酶等纤溶酶原激活剂进行溶栓。并尽快转运至有经皮冠状动脉介入治疗条件的医院评估再灌注疗效,若血管未能再通,应在 60～90 分钟内行补救经皮冠状动脉介入治疗。

若患者就诊于具有经皮冠状动脉介入治疗条件的医院,优先推荐行直接经皮冠状动脉介入治疗,门-球囊扩张时间应力争不超过 90 分钟。如患者就诊于无经皮冠状动脉介入治疗条件的医院时,若转运经皮冠状动脉介入治疗能在 120 分钟内完成,则选择转运经皮冠状动脉介入治疗;若无法在 120 分钟内完成,则在当地行溶栓治疗,且溶栓治疗应在 30 分钟内开始;对于低危、中危的非 ST 段抬高型心肌梗死患者,可于发病 72 小时内择期行经皮冠状动脉介入治疗。

若冠状动脉造影发现冠状动脉严重病变、冠状动脉解剖结构或出现乳头肌断裂、严重瓣膜关闭不全及室间隔穿孔等机械并发症需要外科手术治疗时,可选择同时行冠状动脉搭桥术治疗。

4.其他药物治疗

(1)抗血小板治疗:急性心肌梗死发病的主要原因是冠状动脉内斑块破裂引发的血栓性堵塞。因血小板活化在急性血栓形成中起着十分重要的作用,故抗血小板治疗已成为急性心肌梗死药物治疗中的基石,具体应用有阿司匹林＋P2Y12受体抑制剂的双联抗血小板治疗。一旦明确诊断为急性心肌梗死,而无禁忌证者应尽快给予双联抗血小板治疗。

对无禁忌证或高出血风险的急性心肌梗死患者,均应口服阿司匹林,首次剂量为150～300 mg,并以75～100 mg/d的剂量长期维持。P2Y12受体抑制剂可通过二磷酸腺苷途径抑制血小板活化,从而发挥抗血小板作用,常用的P2Y12受体抑制剂主要包括替格瑞洛及氯吡格雷。研究表明,替格瑞洛能有效降低急性心肌梗死患者的主要心血管不良事件风险。基于东亚急性冠状动脉综合征/急性心肌梗死人群的研究表明,阿司匹林基础上加用氯吡格雷在减少心血管不良事件发生的同时,不增加出血风险,有较好的安全性,是双联抗血小板治疗合理的方案。对于血栓负荷高的患者,可在经皮冠状动脉介入治疗中选择使用血小板糖蛋白Ⅱb/Ⅲa受体拮抗剂。

(2)抗凝治疗:纤维蛋白原转变为纤维蛋白后最终形成血栓,凝血酶的活化是血栓形成过程中另一关键环节,抑制凝血酶至关重要。低分子肝素具有应用方便、不需监测凝血时间、肝素诱导的血小板减少症发生率低等优点,建议可用低分子肝素代替普通肝素。

(3)调脂治疗:他汀类药物除具备调脂作用外,还具有抗炎、改善冠状动脉血管内皮功能、抑制血小板聚集的多效性。研究表明,急性心肌梗死后尽早开始使用他汀类药物治疗可以显著改善临床预后,降低围手术期心肌梗死的发生率,故所有无禁忌证的急性心肌梗死患者入院后24小时内应尽早启动并长期维持他汀类药物治疗。

(4)血管紧张素转换酶抑制剂和血管紧张素Ⅱ受体拮抗剂治疗:血管紧张素转换酶抑制剂通过抑制心肌重构、减轻心室过度扩张,从而降低急性心肌梗死患者病死率。对于所有左室射血分数≤40％的急性心肌梗死患者,以及合并高血压、糖尿病或稳定的慢性肾脏病患者,如无禁忌证,应尽早使用并长期持续血管紧张素转换酶抑制剂治疗。如果患者不能耐受血管紧张素转换酶抑制剂,可使用血管紧张素Ⅱ受体拮抗剂替代,两者生存率获益相似;因可能增加不良事件的发生,不推荐联合使用血管紧张素转换酶抑制剂和血管紧张素Ⅱ受体拮抗剂。

(三)稳定型心绞痛

1.调节生活方式

调节生活方式是慢性稳定型心绞痛治疗的重要手段,可以改善症状和预后,应该鼓励每个患者持之以恒。

(1)戒烟:吸烟是导致冠心病的主要危险因素,研究表明,戒烟可使冠心病病死率下降 36%,其作用甚至超过单独应用他汀类药物、阿司匹林的作用。因此,应积极劝诫吸烟患者进行戒烟治疗。

(2)饮食干预:建议患者以蔬菜、水果、鱼和家禽作为主食,饮食干预是调脂治疗的有效补充手段,单独低脂饮食就可使血清中的胆固醇成分平均降低 5%。改变饮食习惯能增加其预防心绞痛的作用。

(3)控制体重:肥胖与心血管事件密切相关,但体重的减轻可以减少心绞痛的发作频率,且可能改善预后。如今随着肥胖程度的增加,可出现以肥胖、胰岛素抵抗、脂质代谢紊乱、高血压为特征的代谢综合征,后者可导致心血管事件的增加。

(4)糖尿病:对所有糖尿病患者必须严格控制血糖,因其可减少长期并发症。一级预防试验及心肌梗死后的二级预防试验表明,强化降糖治疗可减少致残率和死亡率,且心肌梗死时血糖控制不佳提示预后不佳。

(5)适度运动:鼓励患者进行可以耐受的体力活动,因为运动可以增加运动耐量,减少症状的发生,运动还可以减轻体重,提高高密度脂蛋白浓度,降低血压、血脂,还有助于促进冠状动脉侧支循环的形成,可以改善冠心病患者的预后。

2.药物治疗

(1)抗血小板治疗。

1)阿司匹林:可以抑制血小板在动脉粥样硬化斑块上的聚集,防止血栓形成,同时通过抑制血栓素 A_2 的形成,抑制血栓素 A_2 所致的血管痉挛。因此阿司匹林虽不能直接改善心肌氧的供需关系,但能预防冠状动脉内微血栓或血栓形成,有助于预防心脏事件的发生。稳定型心绞痛患者可采用小剂量 75~150 mg/d。不良反应主要有胃肠道反应等,颅内出血少见。在长期应用阿司匹林过程中,应该选择最小的有效剂量,达到治疗目的和胃肠道不良反应方面的平衡。

2)二磷酸腺苷受体拮抗药:噻氯匹定 250 mg,1~2 次/天,或氯吡格雷首次剂量 300 mg,然后 75 mg/d,通过二磷酸腺苷受体抑制血小板内钙离子活性,并抑制血小板之间纤维蛋白原的形成。本类药物与阿司匹林作用机制不同,二者合用时可明显增强疗效,但合用不作为常规治疗;更趋向于短期使用,如预防支架后急性或亚急性血栓形成;或用于有高凝倾向,近期有频繁休息时心绞痛或反复出现心内膜下梗死者。氯吡格雷是一种可供选择的对胃黏膜没有直接作用的抗血小板药物,可用于不能耐受阿司匹林或对阿司匹林过敏的患者。

3)肝素或低分子肝素:抗凝治疗主要为抗凝血酶治疗,肝素为最有效的药物之一。低分子肝素对降低心绞痛,尤其是不稳定型心绞痛患者的急性心肌梗死发生率优于静脉普通肝素,是不稳定型心绞痛的常规用药。

(2)抗心绞痛药物。

1)β受体阻滞剂:通过阻断拟交感胺类的作用,一方面减弱心肌收缩力和降低血压而起到明显降低心肌耗氧量的作用;另一方面减慢心率,增加心脏舒张期时间,增加心肌供血时间,并且能防止心脏猝死。因此,β受体阻滞剂是稳定型心绞痛的首选药物。β受体阻滞剂应该从小剂量开始应用,逐渐增加剂量,使安静时心率维持在55~60次/分,严重心绞痛可降至50次/分。普萘洛尔是最早用于临床的β受体阻滞剂,用法为3~4次/天,每次10 mg,疗效显著。但由于普萘洛尔是非选择性β受体阻滞剂,在治疗心绞痛等方面现已逐步被β受体选择性阻滞剂所取代。目前临床上的常用制剂有美托洛尔12.5~50.0 mg,2次/天;阿替洛尔12.5~25.0 mg,2次/天;比索洛尔2.5~10.0 mg,1次/天。禁忌证:心率<50次/分、动脉收缩压<12.0 kPa(90 mmHg)、中重度心力衰竭、二度到三度房室传导阻滞、严重慢性阻塞性肺疾病或哮喘、末梢循环灌注不良、严重抑郁者等。该药可与硝酸酯类药物合用,但需注意:①与硝酸酯类制剂有协同作用,因而起始剂量要偏小,以免引起直立性低血压等不良反应;②停药时应逐渐减量,如突然停药有诱发心肌梗死的危险;③剂量应逐渐增加到发挥最大疗效,但应注意个体差异。

2)硝酸酯类制剂:能扩张冠状动脉,增加冠状动脉循环的血流量,还通过对周围血管的扩张作用,减轻心脏前后负荷和心肌的需氧,从而缓解心绞痛。常见的不良反应是头晕、头痛、脸面潮红、心率加快、血压下降,患者一般可以耐受,尤其是多次给药后。第1次用药时,患者宜平卧片刻,必要时吸氧。轻度的反应可作为药物起效的指标,不影响继续用药。若出现心动过速或血压降低过多,则不利于心肌灌注,甚至使病情恶化,应减量或停药。静脉滴注长时间用药可能产生耐受性,需增加剂量或间隔使用,一般在停用10小时以上即可复效。其他途径给药如含服等则不会产生耐受性。①硝酸甘油:最常用的药物,一般以舌下含服给药。心绞痛发作时,立即舌下含化0.3~0.6 mg,1~2分钟见效,持续15~30分钟。对约92%的患者有效,其中76%的患者在3分钟内见效。诊断为稳定型心绞痛者,如果服用的硝酸甘油在 10 分钟以上才起作用,这种心绞痛的缓解可能不是硝酸甘油的作用或者是硝酸甘油失效。②硝酸异山梨酯:长效制剂,3 次/天,每次 5～20 mg,服药后 30 分钟起作用,持续 3～5 小时;缓释制剂药效可维持 12 小时,可用 20 mg,2 次/天。单硝酸异山梨酯多为长效制剂,20～50 mg,每天 1～2 次。患青光眼、颅内压增高、低血压者不宜使用本类药物。③长效硝酸甘油制剂:服用长效片剂,硝酸甘油持续而缓慢释放,口服 30 分钟后起作用,持续 8～12 小时,可每 8 小时服 1 次,每次 2.5 mg。用 2% 硝酸甘油油膏或皮肤贴片涂或贴在胸前或上臂皮肤而缓慢吸收,适用于预防夜间心绞痛发作。

　　3)钙通道阻滞剂:通过抑制钙离子进入细胞内,以及抑制心肌细胞兴奋-收缩耦联中钙离子的作用,抑制心肌收缩,减少心肌氧耗;扩张冠状动脉,解除冠状动脉痉挛,改善心肌供血;扩张周围血管,降低动脉压,减轻心脏负荷;还降低血液黏滞度,抗血小板聚集,改善心肌微循环。钙通道阻滞剂与其他血管扩张药物相似,有服药后颜面潮红、头痛、头胀等不良反应。一般 1 周左右即可适应,不影响治疗。少数患者发生轻度踝关节水肿或皮疹。部分患者可加重心力衰竭或引起传导阻滞,临床上应予以注意。维拉帕米和地尔硫草与 β 受体阻滞剂合用时有过度抑制心脏的危险。因此,临床上不主张非二氢吡啶类钙通道阻滞与 β 受体阻滞剂联用。停用本类药物时也应逐渐减量停服,以免发生冠状动脉痉挛。①硝苯地平:有较强的血管扩张作用,使外周阻力下降,心排血量增加,反射性引起交感神经兴奋,心率加快,而对心脏传导系统无明显影响,故也无抗心律失常作用。一般用法:10～20 mg,3 次/天。舌下含服 3～5 分钟后发挥作用,每次持续 4～8 小时,故为短效制剂。短效二氢吡啶类钙通道阻滞剂对冠心病的远期预后有不利的影响,故在防治心绞痛的药物治疗中需避免应用。②其他药物:尼群地平,每次口服 10 mg,1～3 次/天;尼卡地平,每次口服 10～30 mg,3～4 次/天,属短效制剂;缓释片,每次口服 30 mg,2 次/天;氨氯地平,每次口服 5 mg,每天 1 次,治疗 2 周疗效不理想可增至每天 10 mg。③地尔硫草:对冠状动脉和周围血管有扩张作用,抑制冠状动脉痉挛,增加缺血心肌的血流量,有改善心肌缺血和降低血压的作用。用法为口服,每次 30～60 mg,3 次/天;缓释胶囊,每粒 90 mg,每天 1 次,尤其适用于变异型心绞痛。④维拉帕米:有扩张外周血管及冠状动脉的作用,此外还有抑制窦房结和房室结兴奋性及传导功能,减慢心率,降低血压,从而降低心肌耗氧的作用。每次口服 40 mg,3 次/天;缓释片,每次 240 mg,每天 1 次。

　　4)钾通道激活剂:主要通过作用于血管平滑肌细胞和心肌细胞的钾通道,发挥血管扩张、改善心肌供血和增强缺血预适应、保护心肌的作用。尼可地尔是目前临床上唯一使用的此类药物,具有硝酸酯类和钾通道开放的双重作用。主要用于顽固性心绞痛的综合治疗手段之一。用法:每次口服 5～10 mg,3 次/天。

5)改善心肌能量代谢:在心肌缺血缺氧状态下,应用曲美他嗪抑制心肌内脂肪酸氧化途径,促使有限的氧供更多地通过葡萄糖氧化产生更多的能量,能够更早地阻止或减少缺血、缺氧的病理生理改变,从而缓解临床症状,改善预后。

(3)他汀类药物:能够抑制胆固醇合成,增加肝脏低密度脂蛋白胆固醇受体的表达,导致循环低密度脂蛋白胆固醇清除增加。他汀类药物可降低低密度脂蛋白胆固醇水平 20%～60%。应用他汀类药物后,冠状动脉造影变化所显示的管腔狭窄程度和动脉粥样硬化斑块消退程度相对较少,而患者的临床冠心病事件的危险性降低却十分显著。他汀类药物除了降低低密度脂蛋白胆固醇、胆固醇、甘油三酯水平和提高高密度脂蛋白胆固醇水平外,还可能有其他的有益作用,包括稳定甚至缩小粥样斑块、抗血小板、调整内皮功能、改善冠状动脉内膜反应、抑制粥样硬化处炎症、抗血栓和降低血黏稠度等非调脂效应。

对已确诊为冠心病的患者,经积极调脂后,可明显减慢疾病进展并减少以后心血管事件发生。慢性冠心病中许多是稳定型心绞痛患者,他汀类药物对减少心血管事件的发生超过对冠状动脉造影显示的冠状动脉病变的改善。慢性稳定型心绞痛患者低密度脂蛋白胆固醇水平应控制在 2.6 mmol/L 以下。

3.血运重建术

目前有 2 种疗效肯定的血运重建术用于治疗由冠状动脉粥样硬化所致的慢性稳定型心绞痛:经皮冠状动脉介入治疗和外科冠状动脉旁路移植术。对于稳定型心绞痛患者,冠状动脉病变越严重,越宜尽早进行介入治疗或外科治疗,能最大程度恢复改善心肌血供和改善预后而优于药物治疗。

严重左主干或等同病变、3 支主要血管近端严重狭窄、包括左前降支近端高度狭窄的 1～2 支血管病变,且伴有可逆性心肌缺血及左心室功能受损而伴有存活心肌的严重冠心病患者,行血运重建术可改善预后。糖尿病合并 3 支血管严重狭窄,无左前降支近端严重狭窄的单、双支病变心源性猝死或持续性室性心动过速复苏存活者,日常活动中频繁发作缺血事件者,血运重建术有可能改善预后。血运重建术应该用于药物治疗不能控制症状者,若其潜在获益高于手术风险,可根据病变特点选择冠状动脉旁路移植术或经皮冠状动脉介入治疗。

(四)不稳定型心绞痛

不稳定型心绞痛的治疗目标是控制心肌缺血发作和预防急性心肌梗死,治疗措施包括药物治疗、经皮冠状动脉介入治疗和冠状动脉旁路移植手术。

1.一般治疗

对于符合不稳定型心绞痛诊断的患者应及时收住院治疗,急性期卧床休息1～3天,吸氧,持续心电监测。对于低危险组患者留观期间未再发生心绞痛,心电图也无缺血改变,无左心衰竭的临床证据,留观12～24小时期间未发现有肌酸激酶同工酶水平升高,肌钙蛋白T或肌钙蛋白I水平正常者,可在留观24～48小时后出院。对于中危或高危组的患者特别是肌钙蛋白T或肌钙蛋白I水平升高者,住院时间相对延长,内科治疗亦应强化。

2.药物治疗

(1)控制心绞痛发作。

1)硝酸酯类:硝酸甘油主要通过扩张静脉、减轻心脏前负荷来缓解心绞痛发作。心绞痛发作时应舌下含化硝酸甘油,初次含硝酸甘油的患者以先含0.5 mg为宜。对于已有含服经验的患者,心绞痛发作时若含0.5 mg无效,可在3～5分钟后追加1次,若连续含硝酸甘油1.5～2.0 mg仍不能控制疼痛症状,需应用强镇痛药以缓解疼痛,并随即采用硝酸甘油或硝酸异山梨酯静脉滴注,硝酸甘油的剂量以5 μg/min开始,以后每5～10分钟增加5 μg/min,直至症状缓解或收缩压降低1.3 kPa(10 mmHg),最高剂量一般不超过80～100 μg/min。一旦患者出现头痛或血压降低应迅速减少静脉滴注的剂量,维持静脉滴注的剂量以10～30 μg/min为宜。对于中危险组和高危险组的患者,硝酸甘油持续静脉滴注24～48小时即可,以免产生耐药性而降低疗效。

2)β受体阻滞剂:通过减慢心率、降低血压和抑制心肌收缩力而降低心肌耗氧量,从而缓解心绞痛症状,对改善近、远期预后有益。β受体阻滞剂对不稳定型心绞痛患者控制心绞痛症状,以及改善其近、远期预后均有好处,除有禁忌证外,主张常规服用。首选具有心脏选择性的药物,如阿替洛尔、美托洛尔和比索洛尔等。除少数症状严重者可采用静脉推注β受体阻滞剂外,一般主张直接口服给药。剂量应个体化,根据症状、心率及血压情况调整剂量。阿替洛尔常用剂量为12.5～25.0 mg,每天2次;美托洛尔常用剂量为25～50 mg,每天2～3次;比索洛尔常用剂量为5～10 mg,每天1次,不伴有劳力性心绞痛的变异型心绞痛不主张使用。

3)钙通道阻滞剂:通过扩张外周血管和解除冠状动脉痉挛而缓解心绞痛,也能改善心室舒张功能和心室顺应性,非二氢吡啶类还有减慢心率和减慢房室传导作用,常用药物有以下两类。①二氢吡啶类钙通道阻滞剂:硝苯地平对缓解冠状动脉痉挛有独到的效果,故为变异型心绞痛的首选用药,一般剂量为 10~20 mmg,每 6 小时 1 次,若仍不能有效控制变异型心绞痛的发作还可与地尔硫草合用,以产生更强的解除冠状动脉痉挛的作用,当病情稳定后可改为缓释和控释制剂。对合并高血压者,应与 β 受体阻滞剂合用。②非二氢吡啶类钙通道阻滞剂:地尔硫草有减慢心率、降低心肌收缩力的作用,故较硝苯地平更常用于控制心绞痛发作。一般使用剂量为 30~60 mg,每天 3~4 次。该药可与硝酸酯类合用,亦可与 β 受体阻滞剂合用,但与后者合用时需密切注意心率和心功能变化。

如心绞痛反复发作,静脉滴注硝酸甘油不能控制时,可试用地尔硫草短期静脉滴注,使用方法为 5~15 μg/(kg·min),可持续静脉滴注 24~48 小时。在静脉滴注过程中需密切观察心率、血压的变化,如静息心率低于 50 次/分,应减少剂量或停用。

(2)抗血小板治疗。

阿司匹林为抗血小板治疗的首选药物。急性期剂量为 150~300 mg/d,可达到快速抑制血小板聚集的作用,3 天后可改为小剂量维持治疗,即 50~150 mg/d,对于存在阿司匹林禁忌证的患者,可采用氯吡格雷替代治疗,使用时应注意经常检查血常规,一旦出现明显白细胞或血小板计数降低应立即停药。

1)阿司匹林:对不稳定型心绞痛治疗目的是通过抑制血小板的环氧化酶快速阻断血小板中血栓素的形成,小剂量阿司匹林需数天才能发挥作用。注意事项:①尽早使用,一般应在急诊室服用第一次;②为尽快达到治疗性血药浓度,第 1 次应采用咀嚼法,促进药物在口腔颊部黏膜吸收;③剂量为每次 300 mg,每天 1 次,5 天后改为 100 mg,每天 1 次,很可能需终身服用。

2)氯吡格雷:第二代抗血小板聚集的药物,通过选择性地与血小板表面腺苷酸环化酶耦联的二磷酸腺苷受体结合而不可逆地抑制血小板的聚集,且不影响阿司匹林阻滞的环氧化酶通道,与阿司匹林合用可明显增加抗凝效果,对阿司匹林过敏者可单独使用。噻氯匹定的最严重不良反应是中性粒细胞计数减少,见于连续治疗 2 周以上的患者,易出现血小板减少和出血时间延长,亦可引起血栓性血小板减少性紫癜,而氯吡格雷则不明显,目前在临床上已基本取代噻氯匹定。对于不稳定型心绞痛患者和接受介入治疗的患者多采取强化血小板治疗,即二联抗血小板治疗,在常规服用阿司匹林的基础上立即给予氯吡格雷治疗至少 1 个月,亦可延长至 9 个月。

(3)抗凝血酶治疗。

1)普通肝素:常用的抗凝药,通过激活抗凝血酶而发挥抗栓作用。静脉滴注肝素会迅速产生抗凝作用,但个体差异较大,故临床需化验部分凝血活酶时间,一般将活化部分凝血活酶时间延长至 60～90 秒作为治疗窗口。在 ST 段不抬高的急性冠状动脉综合征,治疗时间为 3～5 天,具体用法为 75 U/kg,静脉滴注维持,使活化部分凝血活酶时间在正常的 1.5～2.0 倍。

2)低分子肝素:抗凝血酶作用弱于肝素,但保持了抗凝血因子Ⅹa 的作用,因而抗凝血因子Ⅹa 和凝血酶的作用更加均衡。抗凝效果可以预测,不需要检测活化部分凝血活酶时间。与血浆和组织蛋白的亲和力弱,生物利用度高。促进更多的组织因子途径抑制物生成,更好地抑制凝血因子Ⅱ和组织因子复合物,从而增加抗凝效果。研究表明,低分子肝素在不稳定型心绞痛和非 ST 段抬高型心肌梗死的治疗中发挥的作用至少等同或优于经静脉应用普通肝素。

3)水蛭素:无须通过抗凝血酶Ⅲ激活凝血酶,不被血浆蛋白中和,能抑制凝血块黏附的凝血酶。对某一剂量有相对稳定的活化部分凝血活酶时间,但主要经肾脏排泄,在肾功能不全者可导致不可预料的蓄积。能有效降低死亡与非致死性心肌梗死的发生率,但出血危险有所增加。

(4)调脂治疗:血脂水平升高的干预治疗除调整饮食、控制体重、体育锻炼、控制精神紧张、戒烟、控制糖尿病等非药物方法外,调脂药物治疗是最重要的环节。羟基甲基戊二酰辅酶 A 还原酶抑制剂除具有降低总胆固醇、低密度脂蛋白胆固醇、甘油三酯水平和升高高密度脂蛋白胆固醇水平的作用外,还有缩小斑块内脂质核、加固斑块纤维帽、改善内皮细胞功能、减少斑块炎性细胞数目、防止斑块破裂等功能,并且可以通过改善内皮功能减弱凝血倾向,防止血栓形成,防止脂蛋白氧化,起到抗动脉粥样硬化和抗血栓作用。他汀类药物强化降脂治疗和经皮冠状动脉腔内成形术加常规治疗可同样安全有效地减少缺血事件,所有他汀类药物均有相同的不良反应,即胃肠道功能紊乱、肌痛,以及肝损害,儿童、孕妇,以及哺乳期女性不宜应用。

(五)缺血性心肌病

早期的内科防治至关重要,有助于推迟心力衰竭的发生和发展。要控制冠心病危险因素,积极治疗各种形式的心肌缺血。

1.治疗心力衰竭

治疗心力衰竭以应用利尿药和血管紧张素转化酶抑制剂或血管紧张素Ⅱ受体拮抗剂为主。β受体阻滞剂长期应用可改善心功能,降低病死率。正向肌力药可作为辅助治疗,但强心苷宜用短作用和排泄快速的制剂。应用曲美他嗪,可改善呼吸困难,解除残留的心绞痛症状并减少对其他辅助治疗的需要。

2.抗凝治疗

对既往有血栓栓塞史、心脏明显扩大、心房颤动或超声心动图证实有附壁血栓者应予抗凝治疗。

3.治疗心律失常

心律失常中的病态窦房结综合征和房室传导阻滞而有阿斯综合征发作者，宜及早安置永久性人工心脏起搏器；对室性心律失常首先要衡量药物治疗的获益/风险比值，症状显著而药物治疗利大于弊时选用 β 受体阻滞剂，忌用 I 类抗心律失常药。

（六）隐匿型冠心病

隐匿型冠心病在治疗上应与有症状的冠心病患者相同对待，因此首先必须采用各种防治动脉粥样硬化的措施。其次，减少无症状性心肌缺血的发作，可用的药物有硝酸酯类、钙通道阻滞剂和 β 受体阻滞剂。硝酸酯类药物疗效确切，而 β 受体阻滞剂似乎优于钙通道阻滞剂，但钙通道阻滞剂可用于心率较慢的患者，因为在这种情况下冠状动脉的血管收缩可能是最主要的原因，联合用药的效果更好。需要注意的是，对于有心肌缺血发作但有时有症状，有时则无症状的患者，治疗目标是减少总的心肌缺血，而非仅仅控制心绞痛症状。药物治疗后仍持续有心肌缺血发作者，应进行冠状动脉造影以明确病变的严重程度，并考虑进行血管再通术治疗。

心力衰竭

第一节 概 述

心力衰竭是指由于心脏的收缩功能和/或舒张功能发生障碍,不能将静脉回心血量充分排出心脏,导致静脉系统血液瘀积,动脉系统血液灌注不足,从而引起心脏循环障碍综合征,此种障碍综合征集中表现为肺瘀血、腔静脉瘀血。心力衰竭并不是一个独立的疾病,而是心脏疾病发展的终末阶段。

一、分类

根据发病缓急程度,可分为慢性心力衰竭与急性心力衰竭;根据受累不同心腔,可分为左心衰竭、右心衰竭、全心衰竭;根据心排血量的绝对降低或相对不足,可分为低排血量型心力衰竭和高排血量型心力衰竭;根据左室射血分数,可分为射血分数保留的心力衰竭、射血分数下降的心力衰竭和中等射血分数的心力衰竭。

二、心功能分级

(一)纽约心脏病协会心功能分级

纽约心脏病协会心功能分级是临床常用的心功能评估方法(表6-1),常用于评价患者的症状随病程或治疗而发生的变化。

表 6-1 纽约心脏病协会心功能分级

分级	症状
Ⅰ	活动不受限。日常体力活动不引起明显的气促、疲乏或心悸
Ⅱ	活动轻度受限。休息时无症状,日常活动可引起明显的气促、疲乏或心悸
Ⅲ	活动明显受限。休息时可无症状,轻于日常活动即引起显著的气促、疲乏、心悸
Ⅳ	休息时也有症状,任何体力活动均会引起不适。无须静脉给药,可在室内或床边活动者为Ⅳa级;不能下床并需静脉给药支持者为Ⅳb级

(二)Killip 心功能分级

Killip 心功能分级适用于评价急性心肌梗死时心力衰竭的严重程度(表 6-2)。

表 6-2　Killip 心功能分级

分级	症状
Ⅰ	无心力衰竭的临床症状和体征
Ⅱ	有心力衰竭的症状和体征。肺部 50% 以下肺野有湿啰音,心脏第三心音奔马律
Ⅲ	严重心力衰竭的症状和体征。严重肺水肿,肺部 50% 以上肺野有湿啰音
Ⅳ	出现心源性休克

第二节　病因与病机

心力衰竭的中医病因以内因为主,外因为辅。内因主要有年老体衰、久病失养、心脉痹阻、肺气亏虚、脾失健运、肾不行水等,外因主要是感受六淫之邪。心力衰竭的发病多数是外因引动内因或以内因为主导,外内合邪为病,导致心的气血阴阳亏虚,进而形成痰饮、气滞、血瘀等病理产物。

《黄帝内经》记载:"心者,五脏六腑之大主也,精神之所舍也""心主身之血脉""诸血者,皆属于心""主不明,则十二官危,使道闭塞而不通,形乃大伤"。心力衰竭的病变基础为气和血,病理本质属本虚标实,虚实夹杂。本虚有三个方面,即心气虚、心阳虚、宗气虚;标实也有三个因素,即血瘀、水停、痰湿。在诸多因素中,心气不足、心阳不振、血留成瘀、肺失通调、水泛于外是最重要的病机。

一、心气亏虚

心气亏虚是心力衰竭发生的重要因素。《金匮要略》言:"心气不足,吐血衄血""凡食少饮多,水停心下,甚者则悸微者短气"。《圣济总录》中也说:"虚劳惊悸者,心气不足,心下有停水也。"皆言心力衰竭系由心气不足引起。

心气虚证是临床常见心系疾病证候,多因禀赋不足、心气素虚、年迈体衰、脏气渐弱;劳倦思虑过度,耗伤心气,或由久病气血双亏、心气乏源;或因误汗、过汗、汗出过多,心气随之而泄,导致心气不足。其证属虚,病位主要在心,日久可累及肺、脾、肾,致三脏功能失调,极易酿生瘀血、痰浊、水饮等病理产物。

气虚是心力衰竭的根本原因。《素问·五脏生成》曰:"诸血者,皆属于心。"

《素问·痿论》言："心主身之血脉。"心脏和全身血液循环的关系最为密切,心是血、脉的主导和动力,心气充沛则血行有力,血循常道。气为血之帅,血为气之母,气行则血行,气滞则血瘀。如心气虚衰,则率血无力,血行不畅,瘀阻经络,导致了血瘀的发生。日久瘀血常常引起水停心下,累及多个脏腑,进而出现喘咳、水肿、心悸等一系列的心力衰竭症状。因此,气虚是慢性心力衰竭发生的根本原因。

气虚的病理反应可涉及全身各个方面,如气虚则卫外无力,肌表不密,腠理不固,而易汗出;气虚则四肢肌肉失养,周身倦怠乏力,肢体萎弱不用;气虚则清阳不升、清窍失养而精神萎顿、头昏耳鸣;气虚则无力以率血行,则脉象虚弱无力或微细;气虚则水液代谢失调,气滞津停,水液不化,输布障碍,可凝痰成饮,甚则水邪泛溢肌肤而成尿少水肿;气虚还可导致脏腑功能减退、肢体失于温煦,从而表现出一系列脏腑虚弱、温煦不足的征象。

二、瘀血内阻

七情内伤,肝失疏泄,或气行不畅,气滞致瘀,或郁而化火,火热煎熬血津黏稠致瘀;嗜食肥甘,饮食失宜,或脾失健运,脾虚生痰,痰阻气滞致瘀,或脾不统血,血出致瘀;久病年高,劳倦内伤,气虚血运无力,阳虚脉道失温而滞涩,阴虚脉道失润而僵化。寒邪外感或阳虚寒凝,血得寒则凝,致血寒致瘀。血滞为瘀,瘀血阻于脉络,心脉失养,发为诸证。心脉的正常运行与心气充沛、血液充盈、脉道通利三者有关。若因久病体虚,思虑劳心过度,或痰湿内阻,或失血过多等,使脉不充盈,心之阳气不足以推动血液运行,则容易导致瘀血内阻、气机阻滞,而使心脉受阻出现心血瘀阻证。该证常因劳累、感受寒邪,或情志变化而诱发、加重。

瘀血是心力衰竭的重要环节,《医林改错》曰:"元气既虚,必不能达于血管,血管无气,必停留而瘀。"说明在心力衰竭过程中,瘀血是气虚的病理产物,而瘀血一旦形成,又可加重气机阻滞,酿生水湿、痰浊、瘀热、瘀毒等病理产物,进一步损害机体,诱发他病。

瘀血在心血管疾病的形成和发展中具有十分重要的作用,是以瘀阻心脉、心脉痹阻为主导心系疾病发生、演变的中心环节,亦是心血管疾病的基本病机。瘀阻于内,留于体内不散,不仅使血液失去应有的濡养作用,而且会作为新的致病因素诱导新的病理因素产生。

瘀血的致病特点主要表现在以下几个方面:①瘀血易阻滞气机,"气为血之帅,血为气之母",血能载气,为气行之所附。瘀血的形成,必然影响和加重气机的郁滞,即所谓的瘀血必见气滞。②瘀血形成之后,无论是瘀阻于脉内,还是留滞于脉外,均可影响心、肝、肺等脏腑功能,导致局部或全身的血液代谢失常,进一步加重血瘀的程度。如果瘀血阻滞于心脉,心脉痹阻则可发为胸痹心痛;瘀血阻于肝脏,肝络闭阻,气血运行不畅;瘀血阻于脉道,损伤脉络,血溢脉外而致出血,见硬节肿块、皮肤瘀斑等。瘀血阻于经络,形体官窍瘀阻,组织失于荣养,可见口唇甲发绀、皮肤瘀斑瘀点、脉涩不畅。③瘀血既成,阻于机体,脏腑失于濡养,影响其功能正常发挥,瘀血不去新血不生,从而影响新血的生成。④瘀血一旦停滞于某脏腑组织,难,以及时消散,致病部位固定,多见局部刺痛,固定不移或癥积肿块日久不消。同时由于瘀阻部位不同,兼夹邪气不同,病证也各异。瘀阻于心,致胸痹心痛;瘀阻于肺,致胸痛、咯血;瘀阻于肝,致胁痛、癥积;瘀阻于胞宫,致痛经;瘀阻于肌肤,致皮肤局部肿痛;瘀阻于脑,致猝然昏倒、不省人事、半身不遂。然而,心主血脉,生血行血,心又为五脏六腑之大主,血瘀不离乎心,脏腑形体官窍经络的瘀阻均可影响到心血的运行,以象测藏,局部的瘀血体征又可反映出心脉血行的状态。

三、水饮内停

肺、脾、胃、三焦在水液代谢过程中发挥着关键性的作用,如发生功能障碍,可致水液停聚于体内而发生本证。由于所停部位不同,引起的临床症状也有区别,若在上焦胸中,则有肺失宣降之咳喘、咳痰之症;妨碍心主血脉功能,则有胸闷、心悸的表现;若滞留于肠胃,使其气机失于和降,故有呕恶、食欲缺乏等症。此外,若水饮凌心易于蒙蔽心神,出现头晕目眩、精神萎靡等症;若痰浊上犯与风火相合,则可见神昏谵语、癫狂等症。

水饮内停是心力衰竭的必然结果。水液代谢受肺、脾、肾三脏调控。肺为水之上源,通调水道,下输膀胱;脾主运化水液;肾主水,司开阖,为水之下源,司水之气化。在病理条件下,不论任何原因,影响到肺的通调水道、脾的运化水湿、肾的气化制水作用,都可以使水湿停聚而形成水肿。心力衰竭者心气势微,无力率血,血行不畅,影响肺、脾、肾的功能,造成水饮内停,也可加重水湿之患。二者之间互为因果,产生恶性循环,易于反复,经久难愈。

第三节　发病机制

一、收缩功能障碍

(一)心肌细胞和收缩蛋白的丧失

当心肌出现病变使心肌局部或弥漫性发生坏死、纤维化,心肌的收缩功能发生障碍,而导致心力衰竭甚至心源性休克。一般而言,心肌丧失量超过左心室的8%时,左心室的顺应性下降;超过10%时,射血分数下降;超过20%时,可出现心力衰竭;超过40%时,发生心源性休克。当心肌梗死区伸展可使梗死区室壁变薄,导致心脏破裂或室壁瘤形成,亦严重影响心功能。若心肌的丧失量不超过心脏代偿的极限范围时,非梗死区心肌可进行代偿,保证心排血量正常,但心的储备能力则大大下降甚至丧失,当心脏受到超负荷的刺激时,也容易发生心力衰竭。

(二)心肌的能量代谢障碍

心肌的收缩过程中,必须有充分的能量供应和利用。当原发性心肌病变、心肌缺血或梗死及心脏负荷过度等病变时,可发生心肌能量代谢障碍。心肌能量代谢的每个阶段,尤其产能和用能阶段发生障碍时,都可引起心肌收缩减弱。

(三)心脏 β 肾上腺素能受体、α 肾上腺素能受体及其信息传递调控障碍

1.心肌内源性去甲肾上腺素不足

心力衰竭时,心肌中去甲肾上腺素含量明显降低,主要由去甲肾上腺素合成障碍、贮存释放障碍及心肌肥大时,单位心肌中所含交感神经末梢密度减少,使去甲肾上腺素浓度降低等多方面原因所造成。去甲肾上腺素的浓度不足,则不能发挥正性肌力的刺激效应。

2.膜 β 受体密度下调

人体心肌中同时存在着 β1、β2 和 α1 受体,β1 受体占受体的 70%～80%,β2和 α1 受体共占总受体的 20%～30%。心力衰竭时,β 受体出现下调,其数目减少,从原来的 70%～80%降至 50%以下,而 β2 和 α1 受体则由原来的 20%～30%升至 50%以上。β2 受体活性相对增加,但敏感性降低,与正常心脏相比,仅能产生 65%～70%的反应,可能与效应酶不相偶联有关。α1 受体亦有正性肌力

作用,但其是低密度、低亲和力的受体。

3.跨膜信号传递者——G蛋白的变化

G蛋白将受体与效应酶偶联起来,G蛋白可刺激或抑制腺苷酸环化酶的合成,前者称激动性G蛋白,后者称抑制性G蛋白。充血性心力衰竭时,激动性G蛋白水平降低,抑制性G蛋白水平升高,激动性G蛋白/抑制性G蛋白之比降低,使受体与腺苷酸环化酶脱偶联。心力衰竭时,无论发生激素水平的不足和β1受体数目的减少或发生受体与腺苷酸环化酶的脱偶联的病理机制,都可导致心肌收缩减弱,导致或加重心力衰竭。

(四)心肌兴奋-收缩偶联障碍

心力衰竭时可通过以下几个过程影响兴奋-收缩偶联。

1.肌浆网对 Ca^{2+} 的摄取、释放障碍

心肌兴奋去极化时,胞质中 Ca^{2+} 的浓度升高主要来自肌浆网,心力衰竭时,心肌肌浆网对 Ca^{2+} 的摄取、储存障碍。因此,当心肌兴奋时细胞质释放的 Ca^{2+} 减少,结果因胞质中 Ca^{2+} 浓度不能迅速达到激发心肌收缩的阈值,导致兴奋-收缩偶联障碍。

2. Ca^{2+} 的内流受阻

心力衰竭时各种原因妨碍 Ca^{2+} 的内流,使胞质 Ca^{2+} 浓度下降而影响心肌兴奋-偶联过程。

3.肌钙蛋白结合 Ca^{2+} 障碍

心力衰竭时即使胞质 Ca^{2+} 的浓度达到激发心肌"收缩阈"时,由于不能与钙蛋白充分结合,心肌仍难完成兴奋-收缩偶联过程。

二、心室舒张顺应性异常

(一)心室舒张功能障碍

1.β、α 肾上腺素能受体及其传递调控障碍

该调控系统不但可通过促进肌浆网对 Ca^{2+} 的释放和内流,以增强心肌的收缩性,还能促进肌浆网对钙的摄取和复位而加速心肌的弛缓。因此,该调控系统发生障碍时,不但可使心肌收缩减弱,还可导致心肌舒张障碍。

2.复极-舒张偶联障碍

当心肌收缩后复极化时,肌浆中的 Ca^{2+} 迅速被肌浆网摄取或移至细胞外,肌浆中的 Ca^{2+} 浓度迅速下降至舒张阈时, Ca^{2+} 与钙蛋白解离,然后肌球蛋白与肌动蛋白分开,肌动蛋白复位,心肌舒张。心力衰竭时出现 Ca^{2+} 复位延缓或不

全,肌球-肌动蛋白复合体解离障碍,使本偶联过程发生障碍。

(二)心室顺应性异常

影响心室顺应性的因素较多,其中最主要是心肌肥大、室壁增厚和室壁心肌组成成分的改变。心肌炎性细胞浸润、水肿、淀粉样变、胶原含量增多,以及纤维化等,都可引起心室顺应性的降低。

三、舒缩活动的失调

引起心脏各部舒缩活动失调的主要原因有病理性心肌肥大、心肌收缩成分的丧失,以及心肌细胞间的联接结构异常等改变。引起收缩的不协调性的形式大致有收缩减弱、无收缩、收缩性膨出,以及心脏各部分收缩的不同时性等。心脏舒张也可出现类似收缩那样的不协调性,从而影响心脏的舒张充盈量和充盈速度。

四、心脏的代偿功能

心力衰竭时每搏输出量和心排血量不足以维持机体组织所需要的能量,这时就要动用心脏储备以弥补每搏输出量的减少。心脏的代偿功能按其奏效的快慢可分为急性、亚急性、和慢性 3 种,主要代偿机制列举如下。

(一)增加前负荷以提高每搏输出量

按照 Frank-Starling 定律,心室肌纤维伸展越长,心肌收缩时的缩短也增量,每搏输出量亦增加。心肌肌节的最佳长度为 2.2 μm,在这个长度以内,心腔内体积和压力的增加都不致使粗细肌纤维细丝的脱节。这种代偿也可称为心脏舒张期的储备。

(二)心脏的收缩期储备

肾上腺素能心脏神经和肾上腺髓质增加儿茶酚胺的释放以增强心肌收缩力,增快心率,也能使静脉收缩以增加心排血量。这种代偿主要是利用心脏的收缩期储备。

(三)激活肾素-血管紧张素系统

增加水钠潴留,以增加血容量和前负荷。肾素-血管紧张素系统主要包括血管紧张素原、肾素与血管紧张素转换酶 3 个部分。血管紧张素原通过肾素的作用成为血管紧张素Ⅰ,再通过血管紧张素Ⅰ转换酶的作用生成血管紧张素Ⅱ,后者通过氨基肽酶的作用变成血管紧张素Ⅲ,血管紧张素Ⅱ和血管紧张素Ⅲ都有缩血管、升压和促进醛固酮分泌的作用,从而产生水钠潴留和扩容的生理效应。

心力衰竭时由于肾灌流量和灌注压降低、交感神经兴奋和血液中儿茶酚胺增多等原因,引起肾小球旁器细胞分泌和释放肾素增多,肾素-血管紧张素系统激活,致使血管收缩、水钠潴留和血容量增大,这对维持血压和重要器官的血液供应起着重要代偿作用。心血管局部的肾素-血管紧张素系统也可通过不同的机制和途径参与心力衰竭的发生和发展。例如心脏的肾素-血管紧张素系统可引起冠状血管收缩,诱发缺血性损伤,促进心内交感神经末梢儿茶酚胺的释放,增加心肌收缩力,并且还能促进心肌的肥厚。而血管的肾素-血管紧张素系统,可通过交感神经末梢释放去甲肾上腺素,引起血管平滑肌的收缩,并能促使血管平滑肌细胞的生长和增殖。

(四)心肌肥厚

出现心肌肥厚以减少室壁张力和改善心肌收缩力。压力负荷增加的结果使心室壁张力升高,并刺激心肌蛋白和肌节的平行复制,形成向心性心肌肥厚。按照拉普拉斯定律,室壁张力和室壁厚度呈反比。心肌肥厚的出现在起初足以使室壁的张力恢复正常,心脏虽有心肌肥厚而不扩大。但若压力负荷持续升高若干年后,肥厚的心肌也不能维持室壁张力时,心功能就进一步恶化。

(五)增加周围组织对氧的提取能力

增加周围组织对氧的提取能力可以提高单位心排血量的供氧能力,其结果是动静脉内氧含量差加大。

第四节　诊　断

一、急性心力衰竭

(一)急性左心衰竭

1.临床表现

急性左心衰竭病情进展迅速,能够在几分钟、几小时、数天,数周内恶化。临床可见呼吸困难,外周水肿,肺水肿,心源性休克相关临床表现。

(1)基础心血管疾病的病史和表现老年人:冠心病、高血压;青年人:风湿性心瓣膜病、扩张型心肌病、急性重症心肌炎。

（2）早期表现：原因不明的疲乏，运动耐力减低，心率增加 15～20 次/分，劳力性呼吸困难，夜间阵发性呼吸困难。左心室增大，舒张早、中期奔马律，肺动脉瓣第二心音，肺底湿啰音，哮鸣音。

（3）急性肺水肿：起病急，迅速发展，严重呼吸困难，端坐呼吸，喘息烦躁，恐惧感，呼吸 30～50 次/分，频繁咳嗽，咳大量粉红色泡沫样痰。心率快，心尖部奔马律，两肺满布湿啰音，哮鸣音。

（4）心源性休克：①持续 30 分钟以上低血压。②血流动力学障碍：肺毛细血管楔压≥2.4 kPa(18 mmHg)，有循环支持时心脏指数≤2.2 L/(min·m²)，无循环支持时心脏指数≤1.8 L/(min·m²)。③组织低灌注状态：皮肤湿冷、苍白、发绀，尿少（<30 mL/h）或无尿，意识障碍，代谢性酸中毒。

2.辅助检查

（1）心电图：能反映心率、心脏节律、传导，以及某些病因依据，如心肌缺血性改变、ST 段抬高或非 ST 段抬高型心肌梗死，以及陈旧性心肌梗死的病理性 Q 波等。

（2）胸部 X 线检查：有呼吸困难的患者均应行胸部 X 线检查，可提供心脏扩大、肺淤血、肺水肿，以及肺部疾病的信息，但胸部 X 线检查正常并不能除外心力衰竭。

（3）超声心动图：可以了解心脏的结构和功能、心瓣膜状况、是否存在心包病变、急性心肌梗死的机械并发症，以及室壁运动失调；可测定左室射血分数，监测急性心力衰竭时的心脏收缩/舒张功能相关的数据。超声多普勒成像可间接测量肺动脉压、左心室与右心室充盈压等。该方法为无创性，应用方便，有助于快速诊断和评价急性心力衰竭，还可用来监测患者病情的动态变化，对于急性心力衰竭是不可或缺的监测方法。

（4）动脉血气分析急性左心衰竭常伴低氧血症，肺淤血明显者可影响肺泡氧气交换。应监测动脉氧分压、二氧化碳分压和氧饱和度，以评价氧含量和肺通气功能，还应监测酸碱平衡状况。

（5）实验室检查：血常规和血生化检查，如电解质、肝功能、血糖、清蛋白，以及高敏 C 反应蛋白。

（6）心肌标志物：脑钠肽和 N 末端 B 型利钠肽原可用于心力衰竭的诊断和鉴别诊断、危险分层、预后评价。

（7）心肌坏死标志物：肌钙蛋白 T、肌钙蛋白 I、肌酸磷酸激酶同工酶和肌红蛋白。

(二)急性右心衰竭

急性右心衰竭的临床表现以体循环静脉如肝、肾等器官和周围静脉淤血的表现为主。

1.症状

(1)劳力性呼吸困难、疲乏：由于右心负荷增加，心脏储备能力降低，心排血量减少，运动耐量降低；肺静脉和毛细血管充血也可以引起呼吸困难；继发于左心功能不全的右心衰竭呼吸困难已存在，单纯性右心衰竭为分流性先天性心脏病或肺部疾病所致，也均有明显的呼吸困难。

(2)消化道症状：胃肠道和肝脏淤血可引起上腹饱胀、食欲缺乏、恶心、呕吐及便秘等常见症状。长期肝淤血可以引起黄疸、心源性肝硬化的相应表现。

(3)下肢水肿、胸腔积液、腹水：右心衰竭时体静脉压力升高时可出现。

(4)夜尿增多：由于肾脏淤血引起尿量减少、夜尿增多、蛋白尿和肾功能减退。

(5)心悸、心律失常：在右心衰竭的患者中，有交感神经系统过度兴奋的证据，因此，存在自主的心脏节律紊乱，表现为心率加快、出现各种心律失常。致心律失常性右心室心肌病可引起严重的室性心律失常。

2.体征

(1)原有心脏病的体征。

(2)心脏增大：出现病理性心音及心脏杂音以右心室增大为主者，可伴有心前区抬举性搏动。心率增快，部分患者可在胸骨左缘第三四肋间听到舒张早期奔马律。右心室明显扩大可形成功能性三尖瓣关闭不全，产生三尖瓣区收缩期反流性杂音，吸气时增强；肺动脉高压时可有肺动脉瓣第二音亢进，并可出现胸骨左缘第二、三肋间的舒张期杂音。

(3)肝大：右心衰竭时肝脏因淤血而肿大，常伴有疼痛，大多发生于皮下水肿之前。剑突下较肋缘下明显，质地较软，具有充实饱满感，边缘有时扪不清，叩诊剑突下有浊音区，且有压痛。重度三尖瓣关闭不全时，可发生肝脏收缩期扩张性搏动。持续慢性右心衰竭可致心源性肝硬化，此时肝脏扪诊质地较硬，压痛可不明显，晚期可出现黄疸。

(4)颈静脉征：颈静脉压升高，反映右心房压力升高。颈静脉充盈、怒张，可出现搏动是右心衰竭时的主要体征，肝颈静脉反流征阳性则更具特征性。

(5)胸腔积液和腹水：胸膜静脉回流至上腔静脉、支气管静脉和肺静脉。可有双侧或单侧胸腔积液，双侧胸腔积液时右侧量常较多，单侧胸腔积液也以右侧为多见，可能与右膈下肝淤血有关。毛细血管通透性增加，可能也是心源性胸腔积液形成的原因之一。大量腹水多见于三尖瓣狭窄、三尖瓣下移和缩窄性心包炎,亦可见于晚期心力衰竭和右心房球形血栓堵塞下腔静脉入口时。

(6)心包积液:少量心包积液在右心衰竭或全心衰竭时不少见,常于超声心动图时发现,并不引起心脏压迫症状。

(7)发绀:长期右心衰竭患者大多有发绀,可表现为面部毛细血管扩张、发绀和色素沉着。发绀是血液供应不足时,组织摄取血氧相对增多,静脉血氧低下所致。

二、慢性心力衰竭

(一)慢性左心衰竭

1.临床表现

呼吸困难是左心衰竭最主要的症状。

(1)症状。①劳力性呼吸困难:左心衰竭最早出现的症状。开始仅在剧烈活动或体力劳动后出现呼吸急促,如登楼、上坡或平底快走等。随着肺淤血程度加重,逐渐发展到较轻体力活动甚至休息时,也可发生呼吸困难。②端坐呼吸:肺淤血达到一定程度时,患者不能平卧,因平卧时回心血量增多且横膈上抬,呼吸更为困难。高枕卧位、半卧位甚至坐位方可解除或减轻呼吸困难。③阵发性夜间呼吸困难:左心室衰竭早期的典型表现,指患者已入睡后突然因憋气而惊醒,被迫采取坐位,呼吸深快,重者可有哮鸣音,又称"心源性哮喘"。大多数端坐休息后可自行缓解。

(2)体征。①肺部湿啰音:随着病情的由轻到重,肺部湿啰音可从局限于肺底部直至全肺。患者如取侧卧位则下垂的一侧啰音较多。阵发性呼吸困难或急性肺水肿时可有粗大湿啰音,遍布两肺,并可伴有哮鸣音。②心脏体征:除原有心脏病体征外,慢性左心衰竭的患者一般具有心脏扩大、肺动脉瓣第二心音亢进及舒张期奔马律。③胸腔积液:左心衰竭患者中约有 25% 存在胸腔积液,胸腔积液可局限于肺叶间,也可呈单侧或双侧胸腔积液,胸腔积液蛋白含量可高,心力衰竭好转后消退。④交替脉:可存在于部分患者,即脉搏强弱交替。轻度交替脉仅能在测血压时发现。

2.辅助检查

(1)实验室检查:血常规、血钠、血钾、血糖、尿素氮、肌酐或估算的肾小球滤过率、血清铁、铁蛋白、血脂、糖化血红蛋白、促甲状腺激素、利钠肽为心力衰竭患者的初始常规检查内容。

(2)心电图:心力衰竭患者本身无特异性心电图变化,但是有助于心脏基本病变的诊断,如提示心脏房室的肥大、心肌缺血、心肌梗死、心律失常等。心力衰竭患者,以及怀疑心力衰竭患者均应行心电图检查,明确心率、心律、QRS 形态、QRS 宽度等。

(3)胸部 X 线检查:对疑似、急性、新发的心力衰竭患者应行胸片检查,以识别或排除肺部疾病或其他引起呼吸困难的疾病,提供肺淤血/水肿、心脏增大、有无胸腔积液、是否合并感染等信息。

(4)经胸超声心动图:评估心脏结构和功能的首选方法,可提供房室容量、心室收缩和舒张功能、室壁厚度、瓣膜功能和肺动脉高压的信息。

(5)心脏磁共振:测量心室容量、心肌质量、室壁运动和射血分数的"金标准",并对检出炎症性和浸润性病变和预测有这类病患的预后具有一定的价值。

(6)核素心室造影及核素心肌灌注和/或代谢显像:当超声心动图未能作出诊断时,可使用核素心室造影评估左心室容量和左室射血分数。

(7)心肺运动试验:可以量化运动能力,可用于心脏移植和/或机械循环支持的临床评估、指导运动处方的优化,以及原因不明呼吸困难的鉴别诊断。心肺运动试验适用于临床症状稳定 2 周以上的慢性心力衰竭患者。

(8)6 分钟步行试验:用于评估患者的运动耐力。

(9)心导管和心肌活体组织检查:应用漂浮导管测量肺毛细血管楔嵌压,能较好反映左心室功能状态,$0.8 \sim 1.6$ kPa($6 \sim 12$ mmHg)为正常值,增高提示肺淤血,超过 4.0 kPa(30 mmHg)提示肺水肿。心肌活体组织检查仅推荐用于经规范治疗病情仍快速进展,临床怀疑心力衰竭是由可治疗的特殊病因所致且只能通过心肌活体组织检查明确诊断的患者。

(二)慢性右心衰竭

1.临床表现

(1)症状:呼吸困难是右心衰竭的常见症状,继发于左心功能不全的右心衰竭患者,因肺瘀血减轻,呼吸困难反而减轻。心悸表现为心率加快和各种心律失常,消化道症状因胃肠道和肝脏淤血可引起上腹饱胀、食欲缺乏、恶心、呕吐、黄疸、便秘等症状,乏力因心排血量降低导致的组织器官灌注不足,尿量减少因中心静脉压升高和肾静脉压升高使肾功能恶化。

(2)体征。①水肿:慢性右心衰竭患者的典型特征。最早出现在身体最低垂部位,病情严重者可发展到全身,常为对称性凹陷性水肿。②心脏体征:心前区抬举性搏动,心浊音界向左扩大,心动过速、舒张期奔马律,瓣膜杂音,三尖瓣区收缩期反流性杂音,吸气时增强。肺动脉高压时,第二心音强度比主动脉瓣听诊区第二心音强度强,并可出现胸骨左缘第二、第三肋间的舒张期杂音。③其他:颈静脉充盈、怒张,下肺部叩诊呈浊音,肝脏压痛、质硬,肝颈静脉反流征阳性,移动性浊音阳性,发绀,脉压减低,奇脉也是常见体征,晚期患者可有营养不良、消瘦甚至恶病质表现。

2.辅助检查

(1)实验室检查:脑钠肽、N末端B型利钠肽原可用于右心衰竭的患者,但特异性较差。可溶性生长刺激表达基因2蛋白联合脑钠肽、N末端B型利钠肽原可提高心力衰竭诊断和预后的准确性。血常规、尿常规、肝肾功、电解质、甲状腺功能、风湿免疫,以及酸碱平衡等检测可以判断病因、鉴别疾病,以及评价右心衰竭患者的病情程度和预后。

(2)心电图:电轴右偏,右心房、右心室扩大表现为P波振幅在Ⅱ、Ⅲ和aVF导联≥2.5 mm或在V_1导联≥1.5 mm,V_1导联R/S≥1,$R_{V1}+S_{V5}>1.05$ mV,$R_{aVR}>0.5$ mV,房性心律失常特别是心房扑动是很常见的。室性心动过速和心脏传导阻滞也较常见,而且是心脏性猝死的常见原因。

(3)胸部X线检查:表现为心脏增大,主要以右心房、右心室为主。还可见腔静脉和奇静脉扩张、肺动脉段突出、胸腔积液。

(4)超声心动图:可进行以下评估,包括右心结构、右心室、右心房压、右心室收缩功能、右心室舒张功能、肺动脉压测量等。

(5)心脏磁共振成像:无创性评估心脏结构和功能的金标准,可直接评估右心室大小、质量、形态和功能,能显示心室扩张、心室肥厚、心脏畸形、室间隔变形、矛盾运动,以及早期心肌损伤等。

(6)多层螺旋CT肺血管成像:有助于诊断肺栓塞,动静脉血管分流,先天性房、室间隔缺损,能够对右心功能作出评估。以下征象可参考提示患者存在右心功能不全,右心室短轴/左心室短轴>1,室间隔平直或突向左心室,肺动脉增宽,上腔静脉或奇静脉增宽,对比剂反流至下腔静脉,胸腔积液、心包积液等。

(7)放射性核素显像:有首次通过法核素心室造影和平衡法核素心室造影2种方法,用于评估右心室大小和功能。

(8)右心导管检查:确诊肺动脉高压的标准,还能得到反映右心功能的参数。

(9)6分钟步行距离试验:量化评价肺动脉高压、慢性心力衰竭患者运动能力、生活质量最重要的检查方法之一,心功能分级参照慢性左心衰竭心功能评定。

(10)心肺运动试验:可鉴别呼吸困难和运动受限的原因,可诊断右心衰竭的病因。峰值摄氧量、CO_2通气当量和无氧阈值用于判断慢性心力衰竭患者的预后。

第五节 治 疗

一、辨证论治

(一)心肺气虚证

1.症状

神疲乏力,心悸气短,动则尤甚,胸闷,自汗,纳呆,咳嗽,舌胖嫩,边有齿印,苔薄白,脉弱无力,或结代。气虚或兼阴虚多见于左心衰竭患者。

2.治法

益气养心,佐以活血祛瘀;气阴两虚多见于左心衰竭轻症患者,宜益气养阴。

3.方药

方用保元汤加味。常用药物包括人参、黄芪、葶苈子、桑白皮、丹参、赤芍、车前子、玉竹、麦冬、五味子、甘草、茯苓等。气虚甚者,重用人参、黄芪;心悸者,加酸枣仁、远志、珍珠母;胸闷痛甚者,加丹参、赤芍、郁金、降香;兼口干咽燥,面颧暗红,心烦不寐,脉细数,舌红苔少,属气阴两虚者,用生脉散加味;肺虚咳喘者,加紫菀、桑白皮、五味子。

(二)阳虚水泛证

1.症状

心悸怔忡,气喘咳嗽,形寒肢冷,面色苍白,神疲纳呆,脘腹胀满,尿少肢肿,舌淡胖,苔白,脉细沉,或结代。多见于右心衰竭或全心衰竭患者。

2.治法

治宜温阳利水,活血化瘀。

3.方药

方用真武汤加味。常用药物包括熟附子、生姜、白芍、茯苓、白术、人参、黄芪、肉桂、猪苓、泽泻、葶苈子、车前子、丹参、三七等。气虚喘悸者,加人参、黄芪;阴寒过盛者,加肉桂、巴戟;水肿甚者,加猪苓、泽泻、车前子;咳血痰者,加茜根、仙鹤草;血脉瘀阻、面色发绀者,加丹参、三七、赤芍。

(三)气虚血瘀证

1.症状

心悸怔忡,胸闷胸痛,咳嗽气促,两颧暗红,口唇发绀,浮肿尿少,舌紫暗或有瘀斑,脉涩或结代。多见于右心衰竭或全心衰竭患者。

2.治法

治宜益气活血。

3.方药

方用血府逐瘀汤加减。常用药物包括赤芍、桃仁、红花、当归尾、生地黄、甘草、枳壳、柴胡、桔梗、牛膝、人参、黄芪、葶苈子、川芎等。气虚甚者,加人参、黄芪;胸痛甚者,加延胡索、郁金、三七;咳喘甚者,加益母草、葶苈子。

(四)痰饮阻肺证

1.症状

心悸气短,咳嗽喘促,不能平卧,纳呆腹胀,咳泡沫样痰,尿少肢肿,舌胖暗,苔白腻,脉弦滑。多见于左心衰竭或全心衰竭患者。

2.治法

治宜益气温阳,泻肺逐饮。

3.方药

方用保元汤合葶苈大枣泻肺汤。常用药物包括葶苈子、大枣、桑白皮、甘草、熟附子、丹参、茜草根、芦根、黄芩等。阳虚饮盛者,加附子;喘咳浮肿甚者,加茯苓、猪苓、泽泻;咯血、咳粉红色泡沫痰者,加丹参、茜草根、三七等;伴发热口干、痰多黏稠、舌苔黄腻者,为痰热壅肺,用麻杏石甘汤合苇茎汤加减。

(五)阳气虚脱证

1.症状

心悸喘促甚,不能平卧,面色晦暗,大汗淋漓,烦躁不安,四肢厥冷,尿少肢肿,舌质紫暗,苔少,脉微欲绝。多见于全心衰竭甚至心源性休克患者。

2.治法

治宜回阳救逆。

3.方药

方用参附龙牡汤加减。常用药物包括熟附子、人参、龙骨、牡蛎、蛤蚧、肉桂、沉香、磁石、茯苓、白术等。喘甚者,加五味子、山茱萸、蛤蚧以纳气定喘;阴竭者,加麦冬、五味子以敛阴固脱。

二、调节生活方式

(一)合理休息

合理休息是减轻心脏负荷和能量消耗的重要措施,包括体力和精神脑力方面的休息。心功能Ⅰ～Ⅱ级者可做些轻微活动,心功能Ⅲ～Ⅳ级者要卧床。心功能改善后则要恰当地活动,动静结合,防止由于过度长期休息所致的肢体萎缩、食欲减退、静脉血栓等。烦躁不安、失眠者可适当使用镇静剂。

(二)合理限制水钠

适当限制重度心力衰竭明显水肿者水钠的摄入,对轻度心力衰竭水肿者可不限制水钠的摄入。因过分地控制钠盐会使患者食欲下降,营养得不到改善,对全身不利。

三、药物治疗

(一)利尿剂

使用利尿剂可减轻心脏的前后负荷,增加心排血量,改善心功能,常用的利尿剂有以下几类。

1.噻嗪类利尿剂

噻嗪类利尿剂,如氢氯噻嗪 25 mg,每天 2～3 次;苄氟噻嗪 5 mg,每天 2～3 次;氯噻酮 50～100 mg,每天 1 次。噻嗪类属于中效利尿剂,一般适用于轻、中度充血性心力衰竭的治疗,对重度心力衰竭或顽固性心力衰竭则需与其他利尿剂同用或改用强效利尿剂。长期服用时宜隔天或连服 3～5 天,停服 2～3 天,可减少水电解质紊乱。服用期间一般补充钾或与潴钾利尿剂合用。由于本类药可与尿酸竞争同一载体,干扰尿酸分泌,致血液中尿酸浓度增高,也可抑制胰岛素的释放及葡萄糖的利用致血糖水平升高,故糖尿病或痛风患者慎用。

2.髓袢利尿剂

髓袢利尿剂主要用于急性心力衰竭和重度充血性心力衰竭。

(1)呋塞米:20～40 mg,每天 1～3 次,口服;20～40 mg,每天 1～2 次,肌内注射或静脉注射。明显水肿者,冲击剂量,每天可用 400～600 mg 分次静脉注射或静脉滴注,病情控制后逐渐减量。其不良反应是水电解质紊乱,尤其会有低钾血症、低血氯性碱中毒,长期应用也可使听力下降,出现高尿酸血症和胃肠道症状,故应从小剂量开始或间歇用药。

(2)依他尼酸:25～50 mg,每天 1～2 次,可用 25～50 mg 静脉注射。此药作用机制与呋塞米类似,但不良反应较大。

(3)布美他尼:1～2 mg,每天 1～2 次,口服;0.5～2.0 mg,每天 1 次,静脉注射。其利尿作用强度为呋塞米的 20～25 倍,不良反应较少,可引起水电解质紊乱,偶尔可导致血糖、血液尿酸水平升高。

3.潴钾利尿剂

(1)螺内脂:属于醛固酮拮抗剂,尤其适用于继发性醛固酮增多性顽固水肿。每次 20～40 mg,每天 3～4 次。其不良反应较少,偶有头痛嗜睡现象,伴肾功能不全及高钾血症者禁用。

(2)氨苯蝶啶:每次 50～100 mg,每天 3 次。其不良反应较少,偶有嗜睡与胃肠道症状。

(3)阿米洛利:每次 5～10 mg,每天 1～2 次。

(二)血管扩张剂

血管扩张剂可以降低心脏前后负荷,以及心肌耗氧量,可应用于急性心力衰竭早期阶段。收缩压超过 14.7 kPa(110 mmHg)的急性心力衰竭患者通常可以安全使用,收缩压在 12.0～14.7 kPa(90～110 mmHg)之间的患者应谨慎使用,收缩压低于 12.0 kPa(90 mmHg)的患者则禁用。

1.硝酸甘油

硝酸甘油扩张小静脉,降低回心血量,尤其适用于急性心肌梗死合并高血压者。可立即舌下含服 0.4～0.6 mg,5～10 分钟后可以重复。用药 15 分钟后呼吸困难症状减轻,肺部啰音减少。效果不明显,则改为静脉滴注。患者对本药耐受量的个体差异很大,可先从 10 μg/min 开始,然后每 10 分钟调整 1 次,每次增加 5～10 μg,以收缩压达到 12.0～13.3 kPa(90～100 mmHg)为度。

2.硝普钠

硝普钠为动脉、静脉血管扩张剂,可以降低心脏收缩期室壁张力和肺毛细血管楔压对急性心源性肺水肿特别有效。静脉注射后 2～5 分钟起效,起始剂量为 0.3 μg/(kg·min)。根据血压逐步增加剂量,最大量可至 5 μg/(kg·min),维持量为 50～100 μg/min。如有低血压,宜与多巴酚丁胺合用。

3.重组人脑钠肽

重组人脑钠肽具有扩张血管、利尿、抑制肾素-血管紧张素-醛固酮系统和交感活性的作用,用于治疗急性心力衰竭。采用按负荷剂量静脉推注本品,随后按维持剂量进行静脉滴注。首先以 1.5 μg/kg 静脉冲击后,以 0.0075 μg/(kg·min)的速度连续静脉滴注,给药期间应密切监视血压变化。如果在给药期间发生低血压,则应降低给药剂量或停止给药,并开始其他恢复血压的措施。由于重组人脑钠肽引起的低血压作用的持续时间可能较长,所以在重新给药开始前,必须设置观察期。

(三)加强心肌收缩药

1.洋地黄类正性肌力药物

洋地黄类正性肌力药物包括洋地黄毒苷、地高辛、毛花苷 C、毒毛花苷 K,主要通过抑制心肌细胞膜上的 Na^+-K^+-ATP 酶,使细胞内 Na^+ 浓度升高,K^+ 浓度降低,Na^+ 与 Ca^{2+} 进行交换,使细胞内 Ca^{2+} 浓度升高而使心肌收缩力增强。在一般治疗剂量下,可抑制心脏传导系统,还有对迷走神经系统直接的兴奋作用。

对于急性心力衰竭患者,强心苷使心排血量少量增加并降低充盈压;对于严重心力衰竭急性失代偿发作的患者,强心苷可有效地防止急性失代偿复发;对于急性心肌梗死患者,在急性期 24 小时内使用洋地黄可产生致死性心律失常,故不宜用洋地黄类药物;二尖瓣狭窄所致肺水肿,洋地黄类药物无效,但后二者如伴心房颤动、快速心室率,则可应用洋地黄类减慢心室率,有利于缓解水肿。强心苷最适合用于有心房颤动伴有快速心室率,并已知有心室扩大伴左心室收缩功能不全者。

对于急性心力衰竭,通常选用速效制剂,毛花苷 C 为静脉注射用制剂,注射后 10 分钟起效,1～2 小时达高峰,每次 0.2～0.4 mg,稀释后静脉注射。24 小时总量为 0.8～1.2 mg,适用于急性心力衰竭或慢性心力衰竭加重时,特别适用于心力衰竭伴快速心房颤动者。地高辛是治疗充血性心力衰竭的洋地黄制剂中唯一的药物,多采用自开始即用固定的维持量给药方法,称为维持量疗法。地高辛每天用量为 0.125～0.250 mg,对于 70 岁以上或肾功能受损者,地高辛宜用小剂量。

强心苷使用的禁忌证:心动过缓,二度和三度房室传导阻滞,病态窦房结综合征,颈动脉窦综合征,预激综合征,肥厚梗阻型心肌病,低钾血症和高钙血症。主要中毒症状包括胃肠道反应、中枢神经系统反应,以及各种心律失常,最常见的为室性期前收缩,多表现为二联律、非阵发性交界区心动过速、房性期前收缩、心房颤动,以及房室传导阻滞。快速房性心律失常伴有传导阻滞是洋地黄中毒的特征性表现。此外,还可有胃肠道反应,如恶心、呕吐,以及中枢神经的症状。发生洋地黄中毒后应立即停药,单发性室性期前收缩、一度房室传导阻滞等停药后可自行消失;对快速性心律失常者,如血钾浓度低则可静脉补钾,如血钾浓度不低则可用利多卡因或苯妥英钠,禁用电复律。有传导阻滞及缓慢性心律失常者可用阿托品 0.5～1.0 mg 皮下或静脉注射,一般不需要安置临时心脏起搏器。

2.非洋地黄类正性肌力药物

(1)β 受体兴奋剂:通过兴奋心肌肾上腺素 β 受体,使心肌腺苷酸环化酶活性增加,腺苷酸环化酶使三磷酸腺苷转变为环磷酸腺苷,环磷酸腺苷使肌浆网释放钙离子增加,使细胞内钙离子量增加,从而发挥正性肌力作用。代表药物为多巴胺与多巴酚丁胺。①多巴胺:低浓度时仅作用于外周多巴胺受体,直接和间接降低外周阻力,改善肾脏血流和肾小球滤过率,增加尿量和钠排出率,并增强对利尿剂的反应。高浓度时激活 β 肾上腺素受体,直接和间接地增加心肌收缩力和心排血量。剂量＞5 μg/(kg·min)时,作用于 α 肾上腺素受体,使外周血管阻力增加,这一作用对低血压患者可能有益,但对有急性心力衰竭的患者可能有害,因为有可能增加左心室后负荷、肺动脉压和肺循环阻力。多巴胺小剂量静脉输注用于有低血压和低尿排出量的失代偿性心力衰竭,可改善肾血流和尿量。因患者对多巴胺的反应个体差异大,使用应由小剂量开始逐渐增量,以不引起心率加快和血压升高为度。②多巴酚丁胺:通过兴奋 β1 受体和 β2 受体产生剂量依赖性的正性肌力和变时作用,并反射性地降低交感紧张从而降低血管阻力。小剂量时引起缓和的血管扩张,导致后负荷下降而使每搏输出量增加,大剂量可导致血管收缩。心力衰竭患者中,多巴酚丁胺增加心排血量从而使肾血流量增多,可以观察到利尿作用的改善。多巴酚丁胺用于增加心排血量,通常从 2～3 μg/(kg·min)开始输注,无须给予负荷量,然后根据症状、利尿反应或血流动力学逐步调整输注速度。其血流动力学效应与剂量相关,可增加到20 μg/(kg·min)。多巴酚丁胺滴注时间延长可引起耐药性,并使血流动力学效应部分丢失。使用多巴酚丁胺可增加房性或室性心律失常的发生,该作用具有剂量相关性。因此,应用多巴酚丁胺时间不宜过长,剂量不宜过大。③磷酸二酯酶抑制剂:作用机制是降低磷酸二酯酶活性使细胞内环磷酸腺苷降解受阻,环磷酸腺苷浓度升高,进一步使细胞膜上的蛋白激酶活性增高,促进 Ca^{2+} 通道膜蛋白磷酸化,Ca^{2+} 通道激活使 Ca^{2+} 内流增加,心肌收缩力增强。临床应用的代表药物有氨力农和米力农。氨力农用量为负荷量 0.75 mg/kg,稀释后静脉注入,再以5～10 g/(kg·min)静脉滴注,每天用量 100 mg。米力农首次剂量为 25 μg/kg,10～20 分钟内注射完,再以 0.375～0.750 μg/(kg·min)的剂量维持滴注。不良反应为外周静脉过度扩张导致低血压,主要见于低充盈压的患者。

(2)钙增敏剂:包括匹莫苯、左西孟旦等。匹莫苯是临床上研究较多的钙增敏剂,除增强肌钙蛋白 C 对 Ca^{2+} 的亲和性外,尚有抑制磷酸二酯酶Ⅲ型的作用。左西孟旦是新一代的钙增敏剂,主要为增加心肌收缩蛋白对 Ca^{2+} 的敏感性,促进心肌收缩;扩张血管,减轻心脏的前后负荷,增加冠状动脉血流。其半衰期约为 80 小时,因此 24 小时输注可延长其血流动力学效应。用于有低心排血量心力衰竭症状伴无严重低血压的心肌收缩功能障碍的患者。左西孟旦通常给药剂量为首次剂量 $12\sim24\ \mu g/kg$,静脉推注,随后给予持续静脉滴注,剂量为 $0.05\sim0.10\ \mu g/(kg \cdot min)$。血流动力学作用具有剂量依赖性,可逐渐滴定至最大剂量 $0.4\sim0.6\ \mu g/(kg \cdot min)$。左西孟旦输注用于左心室功能障碍所致的严重失代偿性心力衰竭时,伴随剂量依赖性的心排血量和每搏输出量增加,肺动脉楔压、体循环血管阻力和肺血管阻力下降,心率轻微增快和血压下降。

(四)血管紧张素转换酶抑制剂及血管紧张素Ⅱ受体拮抗剂

血管紧张素转换酶抑制剂类药已成为防治充血性心力衰竭的基石,除有禁忌外,几乎所有心力衰竭患者均应使用血管紧张素转换酶抑制剂,其禁忌证为低血压、明显肾功能不全和双侧肾动脉狭窄。常用制剂:卡托普利 $6.25\sim12.50\ mg$,每 8 小时 1 次,必要时可增至每天 150 mg;依那普利 $2.5\sim5.0\ mg$,每天 $1\sim2$ 次;培哚普利 $2\sim4\ mg$,每天 1 次;贝那普利 $10\sim20\ mg$,每天 1 次。血管紧张素转换酶抑制剂不良反应主要是刺激性干咳、血管性水肿、皮疹、高钾血症等,因血管紧张素转换酶抑制剂引起干咳不能耐受可改用血管紧张素Ⅱ受体拮抗剂。

与血管紧张素转换酶抑制剂不同,血管紧张素Ⅱ受体拮抗剂治疗不增高缓激肽浓度,从而减少了咳嗽和血管性水肿的发生率,但也因此而缺乏缓激肽浓度增高所带来的效益。血管紧张素Ⅱ受体拮抗剂的常见不良反应为低血压、高钾血症和肾功能恶化,主要适应证为不能耐受血管紧张素转换酶抑制剂治疗的有症状的充血性心力衰竭患者,建议使用血管紧张素Ⅱ受体拮抗剂来替代。

(五)醛固酮拮抗剂

醛同酮受体拮抗剂对心脏结构和功能有独立并且相加于血管紧张素Ⅱ的不良作用,如引起内皮功能异常、血管炎症和心肌纤维化等。心力衰竭患者长期使用血管紧张素转换酶抑制剂时,一度降低的血浆醛固酮水平常会重新升高,出现"醛固酮逃逸现象"。此外,其他途径如低钠或促肾上腺激素等也能增高醛固酮水平。因此,在血管紧张素转换酶抑制剂基础上加用醛固酮受体拮抗剂,有助于进一步抑制醛固酮的有害作用。

已经使用血管紧张素转换酶抑制剂、β受体阻滞剂和利尿剂的严重心力衰竭患者中,加用醛固酮受体拮抗剂能提高生存率和降低病残率。已经使用血管紧张素转换酶抑制剂和β受体阻滞剂的心肌梗死后心力衰竭患者,加用醛固酮受体拮抗剂能提高生存率和降低病残率。

(六)β受体阻滞剂

β受体阻滞剂的作用机制是β受体阻滞剂可使β受体密度上调,恢复心脏对β受体激动剂的敏感性;对儿茶酚胺的心脏毒性有保护作用,减慢心率,降低心脏耗氧,改善心脏舒张功能,使心脏射血分数增加,受损心肌得到恢复。

1.适应证

所有慢性收缩性心力衰竭,纽约心脏病协会心功能Ⅱ级、Ⅲ级患者,左室射血分数<35％,病情稳定者均必须应用β受体阻滞剂,除非有禁忌证或不能耐受。纽约心脏病协会心功能Ⅳ级的充血性心力衰竭患者,需待病情稳定后,在严密监护下由专科医师指导应用。β受体阻滞剂不能应用于"抢救"急性心力衰竭患者,包括难治性心力衰竭需静脉给药者。β受体阻滞剂应在血管紧张素转换酶抑制剂和利尿剂的基础上加用,地高辛亦可联用。

2.禁忌证

支气管痉挛性疾病、心动过缓、二度及以上房室传导阻滞、明显体液潴留、需大量利尿者不能应用。

3.用法用量

必须从低剂量开始,如美托洛尔12.5 mg,每天1次;比索洛尔12.5 mg,每天1次;卡维地洛12.5 mg,每天2次。如患者能耐受前一剂量,可每隔2～4周将剂量加倍;如前一较低剂量出现不良反应,可延迟加量计划直至不良反应消失。

(七)钙通道阻滞剂

钙通道阻滞剂可减轻心脏后负荷和改善心肌缺血,但有不同程度的负性肌力作用,对收缩功能不全性心力衰竭未能证实有效,长期应用,尤其短效制剂甚至可加重心力衰竭。对于舒张不全性心力衰竭和心室顺应性降低所致心力衰竭可能有效。常用药物:硝苯地平,开始剂量为5～10 mg 每天3次;尼卡地平10 mg,每天2～3次;氨氯地平5～10 mg,每天1次。不良反应包括头晕、头痛、低血压,因有负性肌力作用,宜与强心剂联用。

四、血液超滤治疗

血液超滤治疗是指用机械装置从外周或中心静脉把血液抽出,通过第2个泵产生的静水压对血浆进行过滤,过滤后再输送回患者静脉的过程。其治疗心力衰竭机制是调节体液、调节溶质、稳定内环境。心力衰竭患者的治疗目标是纠正失代偿心力衰竭患者的容量过度负荷,消除血管内容量不足或电解质浓度异常,恢复血管内和血管间隙的容量正常化,且不会导致电解质异常或神经激素激活。

(一)适应证

(1)心力衰竭伴利尿剂抵抗或利尿剂效果不佳者。

(2)心力衰竭且伴有明显液体潴留的患者。

(3)因近期液体负荷明显增加,导致心力衰竭症状加重的患者。

早期超滤治疗患者可从中获益,晚期作为补救性治疗效果欠佳,因此不必等到利尿剂治疗无效后再开始超滤治疗。超滤治疗虽不能纠正心力衰竭患者的低钠血症,但其在降低容量负荷的同时,可根据临床需要经肠道或静脉补充氯化钠,但需在补钠期间检测血钠浓度,避免发生高钠血症。对于低蛋白血症的心力衰竭患者,在接受超滤治疗过程中,给予补充清蛋白有助于预防低血压的发生。对于慢性心力衰竭伴低血压的患者,如收缩压≤12.0 kPa(90 mmHg),且末梢循环良好,对血管活性药物反应敏感者,应在密切观察血压和心率下进行超滤治疗,超滤速度控制在 200 mL/h 以内。超滤治疗期间不提倡同时使用髓袢利尿剂,结束后可根据临床情况选择利尿剂的种类和剂量。对于存在利尿剂抵抗或利尿效果差的患者,超滤或会恢复其对利尿剂的反应性,若给以大剂量利尿剂会导致尿量骤增,液体出量难测,增加低血容量和低钾血症的风险。若超滤期间血压进行性下降,收缩压≤12.0 kPa(90 mmHg),伴心率加快,提示低血容量,应降低超滤速度,必要时暂停或中止治疗。如血细胞比容升高超过基线的 10% 则提示血液浓缩,应停止超滤治疗。

(二)禁忌证

(1)收缩压≤12.0 kPa(90 mmHg),且末梢循环不良者。

(2)属于肝素抗凝禁忌证者。

(3)严重二尖瓣或主动脉瓣狭窄患者。

(4)急性右心室心肌梗死患者。

(5)需要透析或血液滤过治疗者。

(6)全身性感染者,有发热、全身中毒症状、白细胞计数升高等。

慢性心力衰竭超滤治疗应采取连续缓慢超滤方案,且速度不应超过血浆再充盈率,血泵流量不宜超过 50 mL/min。此外,伴有肾功能异常者,激进超滤方案或会恶化肾功能。

五、心脏再同步化治疗

心力衰竭患者,尤其是扩张型心肌病或缺血性心肌病患者,常合并传导异常,导致房室、室间和/或心室内运动不同步,心电图表现为房室传导阻滞、心室内阻滞或束支阻滞,尤其是完全性左束支阻滞。而心脏再同步化治疗通过在传统右心房、右心室双心腔起搏基础上增加左心室起搏,遵照一定的房室间期和心室间间期顺序发放刺激,能够实现正常的心房、心室电激动传导,以改善心脏运动不协调,恢复房室、左心室与右心室间和左心室内运动的同步性,同时还可以改善二尖瓣血液反流,从而增加射血分数、改善心功能、改善症状和生活质量。

心脏再同步化治疗适应证:窦性心律,经标准和优化的药物治疗 3～6 个月仍持续有症状、左室射血分数降低,根据临床状况评估预期生存超过 1 年,且状态良好,并符合以下条件的患者。

(1)纽约心脏病协会心功能Ⅰ级患者:左室射血分数≤30%,伴左束支阻滞,QRS≥150 毫秒,缺血性心肌病,推荐植入心脏再同步化治疗或心脏再同步治疗除颤器。

(2)纽约心脏病协会心功能 Ⅱ 级患者:①左室射血分数≤30%,伴左束支阻滞及 QRS≥150 毫秒,推荐植入心脏再同步化治疗,最好是心脏再同步治疗除颤器。②左室射血分数≤30%,伴左束支阻滞,130 毫秒≤QRS<150 毫秒,可植入心脏再同步化治疗或心脏再同步治疗除颤器。③左室射血分数≤30%,非左束支阻滞,QRS≥150 毫秒,可植入心脏再同步化治疗或心脏再同步治疗除颤器;非左束支阻滞但 QRS<150 毫秒者,不推荐。

(3)纽约心脏病协会心功能 Ⅲ 级或 Ⅳa 级患者:①左室射血分数≤35%,且伴左束支阻滞及 QRS≥150 毫秒,推荐植入心脏再同步化治疗或心脏再同步治疗除颤器。②左室射血分数≤35%,并伴左束支阻滞,QRS≥120 毫秒,可植入心脏再同步化治疗或心脏再同步治疗除颤器。③左室射血分数≤35%,并伴非左束支阻滞,QRS≥150 毫秒,可植入心脏再同步化治疗或心脏再同步治疗除颤器。④有常规起搏治疗但无心脏再同步化治疗适应证的患者,如左室射血分数≤35%,预计心室起搏比例 40%,无论 QRS 时限,可植入心脏再同步化治疗。

六、体外循环支持装置

体外循环支持装置可用于严重心脏事件后患者或准备进行心脏移植的患者。左心室辅助设备提供了血流动力学支持,可以植入体内,使患者可以走动并出院。国内使用最多的非搏动型心室辅助装置是体外膜肺氧合,需要严格抗凝和持续监测操作,需要专业训练人员。左心室辅助装置的应用指征包括康复的过渡治疗、终末心力衰竭患者的决策过渡治疗、移植过渡治疗,以及永久治疗。除了心室辅助装置,特定的急性心力衰竭患者可以短期应用主动脉内气囊反搏、体外膜肺氧合,以及其他经皮植入的心脏辅助装置。

高 脂 血 症

第一节 概 述

血脂是血浆中的中性脂肪和类脂的总称。血脂异常是血浆中脂质量和质的异常,通常指血浆中胆固醇和/或甘油三酯升高,即高脂血症,同时也包括高密度脂蛋白胆固醇降低。

血脂是血清中的胆固醇、甘油三酯和类脂等的总称,与临床密切相关的血脂主要是胆固醇和甘油三酯。在人体内胆固醇主要以游离胆固醇和胆固醇酯的形式存在,甘油三酯是甘油分子中的3个羟基被脂肪酸酯化而形成。血脂不溶于水,必须与特殊的蛋白质即载脂蛋白结合形成脂蛋白才能溶于血液,被运输至组织进行代谢。

脂蛋白分为乳糜微粒、极低密度脂蛋白、中间密度脂蛋白、低密度脂蛋白、高密度脂蛋白,以及脂蛋白 a。

第二节 病因与病机

中医认为,血脂犹如营血津液,为人体五谷所化生的精微物质,一旦脏腑功能失调,气不行水,津液停滞,凝聚成痰,或过食肥甘厚味,郁而化热,灼津成痰,就会出现血脂水平升高。其发病与肝、脾、肾功能失调密切相关。

中医典籍中无"高脂血症"的对应病名,仅有与现代医学脂质代谢相关的"膏""脂"等论述。因其临床表现不同,现一般将其归属中医"膏浊""眩晕""血浊""血瘀"等范畴。《灵枢·五癃津液别》曰:"五谷津液,和合而为膏者,内渗于骨空,补益脑髓,而下流于阴股。"中医学认为"膏""脂"与血脂同类,均来源于饮食水谷,化生于脾胃。正如《素问·经脉别论》所云:"饮入于胃,游溢精气,上输于脾;脾气散精,上归于肺。""食气入胃,散精于肝,淫气于筋。食气入胃,浊气归心,淫精于脉。"可见血脂的生成、转化与分布,皆有赖于脾的运化功能。若脾气虚弱,运化失权,则饮食水谷不能化生气血,营养周身,以致水化成饮,湿聚成痰,而发痰浊之邪,血脂异常顿生,故"脾失健运"为本病之基本病机。

一、肾虚

肾的主要功能是藏精、主水等。

(一)肾藏精

精化为气,通过三焦,布散到全身。肾气的主要功能是促进机体的生长发育和生殖,以及调节人体的代谢和生理功能活动。肾气调节机体代谢的功能是通过肾中精气所含的 2 种成分,即肾阳和肾阴来实现的。正常情况下,肾阳和肾阴是相互平衡的,共同调节着人体的代谢,任何一方偏盛或偏衰,都会导致疾病。肾阳不振,不能助脾运化,水湿停蓄,凝聚不散,或肾阴亏虚,虚火煎灼津液,均可成痰浊,痰浊日久不去,而引发血脂异常。

(二)肾主水

肾主水指肾有主持和调节人体津液的作用,如《素问·逆调论》曰:"肾者水脏,主津液。"胃的"游溢精气"、脾的"散精"、肺的"通调水道",以及小肠的"泌别清浊",都依赖肾的蒸腾气化,通过升清降浊,使津液正常输布和排泄。肾虚气化失常,聚水生湿,湿浊阻滞,痰瘀而成,浊脂乃生。

二、脾虚失运

脾主运化、升清和统摄血液,脾的运化功能主要包括运化水谷和运化水液 2 个方面。脾的运化功能正常,才能为化生精气血津液提供足够的养料,使机体各组织得到充分的营养及水液的充分滋养,若脾失健运,则水谷不归正化,津凝成痰,水液不能布散而停滞体内,产生痰浊。

三、肝失疏泄

肝的主要功能是主疏泄,与足少阳胆经相互络属。肝的疏泄功能是调畅全身气机,推动血和津液运行的一个重要环节。肝失疏泄,气血津液运行不利,水湿津液聚而成痰;或肝郁克脾,木不疏土,水谷不化,痰浊内生;或肝气逆乱,肝阳妄动,气血壅滞,脉道不利,痰瘀乃生。胆汁来源于肝,为肝之余气所化,胆汁的分泌与排泄,取决于肝的疏泄功能,若肝失疏泄,则胆汁排泄不利,肥腻之品难消,而成痰浊。

四、痰浊瘀毒、瘀血阻滞

痰为有形之物,最易堵塞脉道,造成血流不畅,瘀血内停。因此,引发高脂血症的原因及机制可以不同,但最终病理产物则都归结于痰浊瘀毒。《景岳全书》云:"痰即人之津液,无非水谷所化,但化得其正,则形体强,营卫充,若化失其正,则脏腑病,津液败,而气血即成痰浊。"《景岳全书·痰饮》谓:"痰涎本皆气血,若化失其正,则脏腑病,而血气即成痰涎。""津液者血之系,行乎脉外,流通一身,如天之清露。若血浊气滞则凝聚而为痰。"这正是对"痰浊"作为高脂血症病理产物的概括。总之,脏腑功能失调、痰浊血瘀是血脂异常发生的根本机制,而血脂异常又反过来加重人体的脏腑功能失调,二者互为因果,形成恶性循环。

第三节　发病机制

一、高胆固醇血症

(一)临界高胆固醇血症

1.饮食胆固醇高

一般西方国家人群的摄入胆固醇量为 400 mg/d,而低胆固醇人群的摄入量为 200 mg/d。胆固醇摄入量从 200 mg/d 增加为 400 mg/d 可升高血胆固醇 0.13 mmol/L,其机制可能与肝脏胆固醇含量增加、低密度脂蛋白受体合成减少有关。

2.饮食饱和脂肪酸高

临界胆固醇升高的一个主要原因是较高的饱和脂肪酸饮食摄入。一般认为饱和脂肪酸摄入量占总热量的 14%,可致血胆固醇水平约升高 0.52 mmol/L,其中多数为低密度脂蛋白胆固醇,并且饱和脂肪酸抑制低密度脂蛋白受体活性。

3.体重增加

血浆胆固醇水平升高可由体重增加所致,体重增加可使人体血胆固醇水平升高约 0.65 mmol/L。至少有 2 种代谢机制可解释这种胆固醇升高:一是肥胖促进肝脏输出含载脂蛋白 B 的脂蛋白,继而使低密度脂蛋白生成增加;二是肥胖使全身的胆固醇合成增加,引起肝内胆固醇池扩大,从而抑制低密度脂蛋白受体的合成。

4.年龄效应

随着年龄的增加,人的体重也会增加。但依年龄增加而伴随的胆固醇水平升高并非全是体重增加所致。老年人的低密度脂蛋白受体活性减退,低密度脂蛋白分解代谢率降低,也是年龄效应的原因。老年人低密度脂蛋白受体活性减退可能是由于随着年龄的增加,胆汁酸合成减少,使肝内胆固醇含量增加,进一步抑制低密度脂蛋白受体的活性造成。除体重因素外,年龄本身可使血浆胆固醇浓度增加 0.78 mmol/L 左右。

5.绝经后女性

在 45 岁前,女性的血胆固醇水平低于男性,之后则会高于男性,这种绝经后胆固醇水平升高很可能是由于体内雌激素减少所致。

(二)轻度高胆固醇血症

1.低密度脂蛋白清除率低下

某些原发性轻度高胆固醇血症的患者与临界性高胆固醇血症相比较,其低密度脂蛋白清除异常性低下。家族性载脂蛋白 B100 缺陷是目前已知的引起低密度脂蛋白在体内分解代谢缓慢的原因之一,而在家族性载脂蛋白 B100 缺陷中,现已鉴定的异常有载脂蛋白 B3500,是该载脂蛋白的第 3 500 位上的谷胺酰胺被精氨酸所替代,引起所谓的"B3500 缺陷"。

2.低密度脂蛋白输出增加

轻度高胆固醇血症的另一个原因是低密度脂蛋白产生过多,即极低密度脂蛋白转变成低密度脂蛋白增加。有 3 种可能的机制与其有关:①低密度脂蛋白受体活性下降,当低密度脂蛋白受体活性下降时,极低密度脂蛋白颗粒经低密度脂蛋白受体分解代谢减少,因而过多的极低密度脂蛋白转化为低密度脂蛋白。②肝脏产生过多含载脂蛋白 B 的脂蛋白,在这种情况下,低密度脂蛋白的分解代谢率并无显著下降,属基本正常或轻度下降。③极低密度脂蛋白颗粒自身的缺陷,这可使极低密度脂蛋白颗粒经肝脏直接清除而减少。

3.低密度脂蛋白富含胆固醇酯

低密度脂蛋白胆固醇水平从临界状态上升为轻度升高的最后一个原因是低密度脂蛋白颗粒富含胆固醇酯,这种情况则会伴有低密度脂蛋白胆固醇与载脂蛋白 B 比例增加。多数轻度高胆固醇血症者,其低密度脂蛋白胆固醇/载脂蛋白

B 比例均高于临界高胆固醇血症者。

(三)重度高胆固醇血症

重度高胆固醇血症是指血浆胆固醇浓度超过 7.51 mmol/L 或低密度脂蛋白胆固醇超过 5.44 mmol/L,如杂合子型家族性高胆固醇血症。在一般人群中,杂合子型家族性高胆固醇血症的发病率为 1/500,而重度高胆固醇血症在成人中则为 5/100。显然,许多重度高胆固醇血症是由于其他基因异常所致。在绝大多数情况下,重度高胆固醇血症是下列多种因素共同所致:低密度脂蛋白分解代谢降低,低密度脂蛋白产生增加,低密度脂蛋白-载脂蛋白 B 代谢缺陷,低密度脂蛋白颗粒富含胆固醇酯。由此可见,大多数重度高胆固醇血症很可能是多基因缺陷与环境因素的相互作用所致。

二、高甘油三酯血症

(一)环境因素

1.营养因素

许多营养因素均可引起血浆甘油三酯水平升高。大量摄入单糖可引起血浆甘油三酯水平升高,这可能与伴发的胰岛素抵抗有关,也可能是由于单糖可改变极低密度脂蛋白的结构,而影响其清除速度。

饮食的结构也对血浆甘油三酯水平升高有影响。我国人群的膳食是以高糖低脂为特点,糖占总热量的 76%~79%,脂肪仅占 8.4%~10.6%,而高脂血症的发生率达 11%,其中以内源性高甘油三酯血症最为多见。进食糖量的比例过高,引起血糖水平升高,并刺激胰岛素分泌增加,从而出现高胰岛素血症。高胰岛素血症可促进肝脏合成甘油三酯和极低密度脂蛋白增加,因而引起血浆甘油三酯浓度升高。此外,高糖膳食还可诱发载脂蛋白 CⅢ 基因表达增加,使血浆载脂蛋白 CⅢ 浓度增高。已知载脂蛋白 CⅢ 是脂蛋白脂酶的抑制因子,血浆中载脂蛋白 CⅢ 水平升高可造成脂蛋白脂酶的活性降低,继而影响乳糜微粒和极低密度脂蛋白中甘油三酯的水解,引起高甘油三酯血症。饮酒对血浆甘油三酯水平也有明显影响,在敏感的个体,即使中等量饮酒亦可引起高甘油三酯血症。

2.生活方式

习惯静坐的人,其血浆甘油三酯浓度比坚持体育锻炼者要高,无论是长期或短期体育锻炼均可降低血浆甘油三酯水平。锻炼可增高脂蛋白脂酶的活性,升高高密度脂蛋白水平,并降低肝脂酶活性,长期坚持锻炼还可增强机体对外源性甘油三酯的清除。吸烟也可升高血浆甘油三酯水平,与正常人平均值相比较,吸烟可使血浆甘油三酯水平升高 9.1%。然而戒烟后多数人有暂时性体重增加,这可能与脂肪组织中脂蛋白脂酶活性短暂上升有关,此时应注意控制体重,以防体重增加而造成甘油三酯浓度升高。

(二)基因异常

1.脂蛋白脂酶和载脂蛋白 C Ⅱ 基因异常

血浆乳糜微粒和极低密度脂蛋白中的甘油三酯有效地水解需要脂蛋白脂酶和它的复合因子载脂蛋白 CⅡ 的参与。脂蛋白脂酶和载脂蛋白 CⅡ 的基因缺陷将导致甘油三酯水解障碍,因而引起严重的高甘油三酯血症。部分载脂蛋白 C Ⅱ 缺陷的患者可通过分析肝素化后脂蛋白脂酶的活性来证实。

2.载脂蛋白 E 基因异常

载脂蛋白 E 基因变异可使含有载脂蛋白 E 的脂蛋白代谢障碍,这主要是指乳糜微粒和极低密度脂蛋白。乳糜微粒的残粒是通过载脂蛋白 E 与低密度脂蛋白受体相关蛋白结合而进行分解代谢,而极低密度脂蛋白则是通过载脂蛋白 E 与低密度脂蛋白受体结合而进行代谢。载脂蛋白 E 基因有 3 个常见的等位基因,即 E2、E3 和 E4。其中,载脂蛋白 E2 是一种少见的变异,由于 E2 与上述 2 种受体的结合力都差,因而可造成乳糜微粒和极低密度脂蛋白残粒的分解代谢障碍。所以载脂蛋白 E2 等位基因携带者血浆中乳糜微粒和极低密度脂蛋白残粒浓度增加,因而常有高甘油三酯血症。

第四节　诊　　断

一、血脂检测项目

(一)总胆固醇

总胆固醇是指血液中各种脂蛋白所含胆固醇之总和,影响总胆固醇水平的主要因素列举如下。

1.年龄与性别

总胆固醇水平常随年龄增长而上升,但 70 岁后不再上升,甚至有所下降,中青年女性低于男性,女性绝经后总胆固醇水平较同年龄男性高。

2.饮食习惯

长期高胆固醇、高饱和脂肪酸摄入可使总胆固醇水平升高。

3.遗传因素

与脂蛋白代谢相关的酶或受体基因发生突变是引起总胆固醇水平显著升高的主要原因,总胆固醇对动脉粥样硬化性疾病的危险评估和预测价值不及低密度脂蛋白胆固醇精准。利用公式计算非高密度脂蛋白胆固醇和极低密度脂蛋白胆固醇时,必须检测总胆固醇。

(二)甘油三酯

甘油三酯水平受遗传因素和环境因素的双重影响,与种族、年龄、性别,以及生活习惯有关。与总胆固醇不同,甘油三酯水平在个体内及个体间的变异较大,同一个体甘油三酯水平受饮食和不同时间等因素的影响,所以同一个体在进行多次测定时,甘油三酯值可能有较大差异。人群中血清甘油三酯水平呈明显正偏态分布。甘油三酯水平轻度至中度升高常反映极低密度脂蛋白及其残粒增多,这些残粒脂蛋白由于颗粒变小,可直接致动脉粥样硬化。但多数研究提示甘油三酯水平升高很可能是通过影响低密度脂蛋白或高密度脂蛋白的结构而具有致动脉粥样硬化的作用。血清甘油三酯水平轻度至中度升高者患冠心病的危险性增加;重度升高时,常可伴发急性胰腺炎。

(三)低密度脂蛋白胆固醇

胆固醇约占低密度脂蛋白比重的50%,因此低密度脂蛋白胆固醇浓度基本能反映血液低密度脂蛋白总量。影响总胆固醇的因素均可同样影响低密度脂蛋白的胆固醇水平。低密度脂蛋白胆固醇水平升高是动脉粥样硬化发生、发展的主要危险因素,低密度脂蛋白通过血管内皮进入血管壁内,在内皮下层滞留的低密度脂蛋白被修饰成氧化型低密度脂蛋白,巨噬细胞吞噬氧化型低密度脂蛋白后形成泡沫细胞,后者不断增多、融合,构成动脉粥样硬化斑块的脂质核心。动脉粥样硬化病理虽表现为慢性炎症性反应特征,但低密度脂蛋白很可能是这种慢性炎症始动和维持的基本要素。一般情况下,低密度脂蛋白胆固醇与总胆固醇相平行,但总胆固醇水平也受高密度脂蛋白胆固醇水平影响。因此,最好采用低密度脂蛋白胆固醇作为动脉粥样硬化性心血管疾病危险性的评估指标。

(四)高密度脂蛋白胆固醇

高密度脂蛋白能将外周组织如血管壁内胆固醇转运至肝脏进行分解代谢,即胆固醇逆转运,可减少胆固醇在血管壁的沉积,起到抗动脉粥样硬化的作用。

因为高密度脂蛋白中的胆固醇含量比较稳定,故目前多通过检测其所含胆固醇的量,间接了解血液中高密度脂蛋白水平。高密度脂蛋白胆固醇高低也明显受遗传因素影响。

严重营养不良者,伴随血清总胆固醇水平的明显降低,高密度脂蛋白胆固醇水平也降低;肥胖者高密度脂蛋白胆固醇水平多偏低;吸烟可使高密度脂蛋白胆固醇水平下降;糖尿病、肝炎和肝硬化等疾病状态可伴有低水平的高密度脂蛋白胆固醇;高甘油三酯血症患者往往伴有高密度脂蛋白胆固醇水平降低;而运动和少量饮酒会升高高密度脂蛋白胆固醇。研究表明,血清高密度脂蛋白胆固醇水平与动脉粥样硬化性心血管疾病发病危险呈负相关。

(五)载脂蛋白 A1

正常人群血清载脂蛋白 A1 水平多在 1.2~1.6 g/L,女性略高于男性。高密度脂蛋白颗粒的蛋白质成分即载脂蛋白占 50%,蛋白质中载脂蛋白 A1 占 65%~75%,而其他脂蛋白中载脂蛋白 A1 极少,所以血清载脂蛋白 A1 可以反映高密度脂蛋白水平,与高密度脂蛋白胆固醇水平呈明显正相关。

(六)载脂蛋白 B

正常人群中血清载脂蛋白 B 水平多在 0.8~1.1 g/L。正常情况下,每个低密度脂蛋白、中密度脂蛋白、极低密度脂蛋白和脂蛋白 a 颗粒中均含有 1 分子载脂蛋白 B,因低密度脂蛋白颗粒占绝大多数,大约90%的载脂蛋白 B 分布在低密度脂蛋白中。载脂蛋白 B 包括载脂蛋白 B48 和载脂蛋白 B100,前者主要存在于乳糜微粒中,后者主要存在于低密度脂蛋白中。除特殊说明外,临床常规检测的载脂蛋白 B 通常指的是载脂蛋白 B100。血清载脂蛋白 B 主要反映低密度脂蛋白水平,与血清低密度脂蛋白胆固醇水平呈明显正相关,二者的临床意义相似。在少数情况下,可出现高载脂蛋白 B 血症而低密度脂蛋白胆固醇浓度正常的情况,提示血液中存在小而密低密度脂蛋白。高甘油三酯血症时,小而密低密度脂蛋白水平升高。与大而轻的低密度脂蛋白相比,小而密低密度脂蛋白颗粒中载脂蛋白 B 含量较多而胆固醇较少,故可出现低密度脂蛋白胆固醇水平虽然不高,但血清载脂蛋白 B 水平升高,从而引起"高载脂蛋白 B 血症",反映 B 型低密度脂蛋白增多。所以,载脂蛋白 B 与低密度脂蛋白胆固醇同时检测有利于临床判断。

(七)脂蛋白 a

血清脂蛋白 a 浓度主要与遗传因素有关,基本不受性别、年龄、体重和大多数降胆固醇药物的影响。正常人群中脂蛋白 a 水平呈明显偏态分布,虽然个别人可高达 1 000 mg/L 以上,但 80% 的正常人在 200 mg/L 以下。通常以 300 mg/L 为切点,高于此水平者患冠心病的危险性明显增高,提示脂蛋白 a 可能具有致动脉粥样硬化的作用。此外,脂蛋白 a 水平升高还可见于各种急性时相反应、肾病综合征、糖尿病肾病、妊娠和服用生长激素等。因此,在排除各种应激性升高的情况下,脂蛋白 a 被认为是动脉粥样硬化性心血管疾病的独立危险因素。

二、血脂合适水平和异常切点

高脂血症的主要危害是增加动脉粥样硬化性心血管疾病的发病危险,适用于动脉粥样硬化性心血管疾病一级预防目标人群的血脂合适水平和异常切点,见表 7-1。

表 7-1　血脂合适水平和异常分层标准

单位:mmol/L

分层	总胆固醇	低密度脂蛋白胆固醇	高密度脂蛋白胆固醇	非高密度脂蛋白胆固醇	甘油三酯
理想水平		<2.6		<3.4	
合适水平	<5.2	<3.4		<4.1	<1.7
边缘升高	≥5.2 且<6.2	≥3.4 且<4.1		≥4.1 且<4.9	≥1.7 且<2.3
升高	≥6.2	≥4.1		≥4.9	≥2.3
降低			<1.0		

第五节　治　疗

一、方药

(一)茵陈五苓散

1.组成

茵陈、白术、赤茯苓、猪苓、桂枝、泽泻。

2.治法

利湿退黄。

"茵陈五苓散"可不同程度降低大鼠总胆固醇、甘油三酯、低密度脂蛋白胆固醇水平,具有良好的调脂作用。

(二)大柴胡汤

1.组成

柴胡、黄芩、白芍、半夏、枳实、生姜、大枣、大黄。

2.治法

和解少阳,内泻热结。

大柴胡汤干预可明显降低总胆固醇、甘油三酯、低密度脂蛋白胆固醇水平,可明显升高高密度脂蛋白胆固醇水平。大柴胡汤不仅可调节血脂,并且对高脂血症也具有一定的预防作用。

(三)泽泻汤

1.组成

泽泻、白术。

2.治法

健脾泻浊。

泽泻汤对高脂血症患者总胆固醇、甘油三酯、高密度脂蛋白胆固醇和低密度脂蛋白胆固醇有调节作用,其中泽泻、白术按照 5∶2 比例配伍,调脂效果最明显。

(四)三仁汤

1.组成

杏仁、半夏、飞滑石、生薏苡仁、通草、白蔻仁、竹叶、厚朴。

2.治法

宣畅气机,清利湿热。

三仁汤能降低空腹血糖、甘油三酯水平,疗效优于化学药物,并且三仁汤加减方可显著降低空腹血糖、甘油三酯水平,可提高高密度脂蛋白水平。

二、针刺治疗

根据高脂血症的病因病机,治疗上应以温补脾肾、健脾除湿、滋补肝肾为主,主要的穴位应以肝、脾、肾三脏的穴位为主,选用足三里、三阴交、丰隆等穴位。三阴交为脾经的穴位,又为肝、肾两经与脾经的交会穴,故可治疗肝、脾、肾三经的疾病;足三里为足阳明胃经的穴位,有补益功效。

三、调节生活方式

(一)控制体重

肥胖是血脂代谢异常的重要危险因素。血脂代谢紊乱的超重或肥胖者的能量摄入应低于身体能量消耗,以控制体重增长,争取逐渐减少体重至理想状态。减少每天食物总能量,改善饮食结构,增加身体活动,可使超重和肥胖者体重减少 10%以上。维持健康体重,有利于血脂控制。成年人宜低热量饮食,包括水果、蔬菜,谷类,鱼类和瘦肉;进食降低密度脂蛋白胆固醇的营养素,如植物固醇/甾醇和可溶性纤维等;限制饱和脂肪酸、反式脂肪酸、胆固醇的摄入。

(二)身体活动

建议每周进行 5~7 天、每次 30 分钟的中等强度代谢运动,并可通过全天间歇性运动的方式提高人群依从性。除有氧运动外,每周进行 2 次肌肉力量训练。对于动脉粥样硬化性心血管疾病患者应先进行运动负荷试验,充分评估其安全性后,再进行身体活动。

(三)戒烟

完全戒烟和有效避免吸入二手烟,有利于预防动脉粥样硬化性心血管疾病,并升高高密度脂蛋白胆固醇水平。可以选择戒烟门诊、戒烟热线咨询,以及药物来协助戒烟。

(四)限制饮酒

中等量饮酒能升高高密度脂蛋白胆固醇水平,但即使少量饮酒也可使高甘油三酯血症患者的甘油三酯水平进一步升高。

四、药物治疗

(一)降低胆固醇药物

1.他汀类药物

他汀类药物又称 3-羟基 3-甲基戊二酰辅酶 A 还原酶抑制剂,能够抑制胆固醇合成限速酶 3-羟基 3-甲基戊二酰辅酶 A 还原酶,减少胆固醇合成,继而上调细胞表面低密度脂蛋白受体,加速血清低密度脂蛋白分解代谢。此外,还可抑制极低密度脂蛋白合成。因此,他汀类能显著降低血清总胆固醇、低密度脂蛋白胆固醇和载脂蛋白 B 水平,也能降低血清甘油三酯水平和轻度升高高密度脂蛋白胆固醇水平。

他汀类药物适用于高胆固醇血症、混合性高脂血症和动脉粥样硬化性心血管疾病患者,包括洛伐他汀、辛伐他汀、普伐他汀等。不同种类与剂量的他汀降胆固醇幅度有较大差别,但任何一种他汀剂量倍增时,低密度脂蛋白胆固醇进一步降低幅度仅约 6%。他汀类药物可使甘油三酯水平降低 7%～30%,使高密度脂蛋白胆固醇水平升高 5%～15%。他汀类药物可在任何时间段每天服用 1 次,但在晚上服用时低密度脂蛋白胆固醇降低幅度可稍有增多。他汀类药物应用取得预期疗效后应继续长期应用,如能耐受应避免停用。停用他汀类药物有增加心血管事件发生的可能。如果应用他汀类药物后发生不良反应,可采用换用另一种他汀、减少剂量、隔天服用或换用非他汀类调脂药等方法处理。

大多数人对他汀类药物的耐受性良好,其不良反应多见于接受大剂量他汀类药物治疗者,常见表现列举如下。肝功能异常主要表现为转氨酶水平升高,发生率为 0.5%～3.0%,呈剂量依赖性。血清丙氨酸氨基转移酶和/或谷草转氨酶升高达正常值上限 3 倍以上及合并胆红素水平升高者,应减量或停药。对于转氨酶升高在正常值上限 3 倍以内者,可在原剂量或减量的基础上进行观察,部分患者经此处理后转氨酶水平可恢复正常。失代偿性肝硬化及急性肝衰竭是他汀类药物应用的禁忌证。

他汀类药物相关肌肉不良反应包括肌痛、肌炎和横纹肌溶解。患者有肌肉不适和/或无力,且连续检测肌酸激酶水平呈进行性升高时,应减少他汀类药物的剂量或停药。

2.胆固醇吸收抑制剂

依折麦布能有效抑制肠道内胆固醇的吸收,急性冠状动脉综合征患者在辛伐他汀基础上加用依折麦布能够进一步降低心血管事件。依折麦布和辛伐他汀联合治疗对改善慢性肾脏疾病患者的心血管疾病预后具有良好作用,推荐使用剂量为 10 mg/d。依折麦布的安全性和耐受性良好,其不良反应轻微且多为一过性,主要表现为头痛和消化道症状,与他汀类药物联用也可发生转氨酶水平升高和肌痛等不良反应,禁用于妊娠期和哺乳期女性。

3.普罗布考

普罗布考通过掺入低密度脂蛋白颗粒核心中,影响脂蛋白代谢,使低密度脂蛋白易通过非受体途径被清除。普罗布考常用剂量为每次 0.5 g,2 次/天。主要适用于高胆固醇血症,尤其是纯合子家族性高胆固醇血症及黄色瘤患者,有减轻皮肤黄色瘤的作用。常见不良反应为胃肠道反应,也可引起头晕、头痛、失眠、皮疹等,极为少见的严重不良反应为 QT 期延长。室性心律失常、QT 期延长、血钾过低者禁用。

4.胆汁酸螯合剂

胆汁酸螯合剂为碱性阴离子交换树脂,可阻断肠道内胆汁酸中胆固醇的重吸收。临床用法为考来烯胺每次 5 g,3 次/天;考来替泊每次 5 g,3 次/天;考来维仑每次 1.875 g,2 次/天。与他汀类药物联用,可明显提高调脂疗效。常见不良反应包括胃肠道不适、便秘,以及影响药物吸收。此类药物的绝对禁忌证为异常脂蛋白血症和血清总胆固醇>4.5 mmol/L。

(二)降低甘油三酯药物

1.贝特类药物

贝特类药物通过激活过氧化物酶体增殖物激活受体 α 和激活脂蛋白脂酶而降低血清甘油三酯水平和升高高密度脂蛋白胆固醇水平。常用的贝特类药物及用法:非诺贝特片每次 0.1 g,3 次/天;微粒化非诺贝特每次 0.2 g,1 次/天;苯扎贝特每次 0.2 g,3 次/天。常见不良反应与他汀类药物类似,包括肝脏、肌肉和肾毒性等,血清肌酸激酶和丙氨酸氨基转移酶水平升高的发生率均<1%。贝特类药物能使高甘油三酯伴低高密度脂蛋白胆固醇人群心血管事件危险降低 10% 左右,以降低非致死性心肌梗死和冠状动脉血运重建术为主,对心血管死亡、致死性心肌梗死或脑卒中无明显影响。

2.烟酸类药物

烟酸也称作维生素 B_3,属于人体必需维生素。大剂量使用时具有降低总胆固醇、低密度脂蛋白胆固醇和甘油三酯水平,以及升高高密度脂蛋白胆固醇水平的作用。调脂作用与抑制脂肪组织中激素敏感脂酶活性、减少游离脂肪酸进入肝脏和降低极低密度脂蛋白分泌有关。烟酸有普通和缓释 2 种剂型,以缓释剂型更为常用。缓释片常用量为每次 1~2 g,1 次/天。建议从小剂量开始,睡前服用,4 周后逐渐加量至最大常用剂量。最常见的不良反应是颜面潮红,其他还包括肝脏损害、高尿酸血症、高血糖、棘皮症和消化道不适等。慢性活动性肝病、活动性消化性溃疡,以及严重痛风者禁用。烟酸无论是单用还是与其他调脂药物合用均可改善心血管预后,心血管事件减少 34%,冠状动脉事件减少 25%。

3.PCSK9 抑制剂

PCSK9 抑制剂是一种针对人前蛋白转化酶枯草溶菌素 Kexin 9 型的人单克隆免疫球蛋白。其通过与血液中 PCSK9 结合,抑制 PCSK9 与低密度脂蛋白胆固醇受体结合,从而阻止了 PCSK9 介导的低密度脂蛋白胆固醇受体降解,使低密度脂蛋白胆固醇受体可重新循环至肝细胞表面。循环中低密度脂蛋白胆固醇与肝细胞表面的低密度脂蛋白胆固醇受体结合而代谢降解。这样,PCSK9抑制剂发挥降脂效应,其降低低密度脂蛋白胆固醇幅度可达60%,是目前降脂幅度最大的药物。

临床上部分患者即使服用了他汀类药物,血脂水平仍不能达标。还有一些患者他汀不耐受,无法使用该类药物,这时可用PCSK9抑制剂。目前已上市的PCSK9抑制剂有阿利西尤单抗、伊洛尤单抗等,都是通过1～2次/月的皮下注射给药。

(三)调脂药物的联合应用

1.他汀类药物与依折麦布联合应用

他汀类药物与依折麦布分别影响胆固醇的合成和吸收,可产生良好的协同作用。联合治疗可使血清低密度脂蛋白胆固醇在他汀类药物治疗的基础上再降约18%,且不增加他汀类药物的不良反应。依折麦布与不同种类的他汀类药物联用均有良好的调脂效果,动脉粥样硬化性心血管疾病极高危患者及慢性肾脏疾病患者采用他汀类药物与依折麦布联用可降低心血管事件。对于中等强度他汀类药物治疗胆固醇水平不达标或不耐受者,可考虑中/低强度他汀类药物与依折麦布联合治疗。

2.他汀类药物与贝特类药物联合应用

他汀类药物与贝特类药物联合应用能更有效地降低低密度脂蛋白胆固醇和甘油三酯水平,并且升高高密度脂蛋白胆固醇水平,降低小而密低密度脂蛋白胆固醇水平。他汀类药物与非诺贝特联用可使高甘油三酯伴低高密度脂蛋白胆固醇水平患者的心血管获益。非诺贝特适用于严重高甘油三酯血症伴或不伴低高密度脂蛋白胆固醇水平的混合型高脂血症患者,尤其是糖尿病和代谢综合征时伴有的血脂异常,高危心血管疾病患者经他汀类药物治疗后仍存在甘油三酯或高密度脂蛋白胆固醇水平控制不佳者。

由于他汀类药物和贝特类药物代谢途径相似,均有潜在损伤肝功能的可能,并有发生肌炎和肌病的危险,合用时发生不良反应的机会增多。因此,他汀类药物和贝特类药物联合用药的安全性应高度重视。

五、脂蛋白血浆置换

脂蛋白血浆置换是家族性高胆固醇血症患者,尤其是纯合子家族性高胆固醇血症患者重要的辅助治疗措施,可使低密度脂蛋白胆固醇水平降低55%～

70％，长期治疗可使皮肤黄色瘤消退。最佳的治疗频率是每周 1 次，但现多采用每 2 周进行 1 次，女性怀孕期间脂蛋白血浆置换可以持续进行。该治疗措施价格昂贵，耗时及存在感染风险，不良反应包括低血压、腹痛、恶心、低钙血症、缺铁性贫血，以及变态反应等。

六、肝移植手术和其他手术治疗

肝移植手术可明显改善低密度脂蛋白胆固醇水平，单纯肝移植或与心脏移植手术联合，虽然是一种成功的治疗策略，但有多种弊端，包括移植术后并发症多和死亡率高、供体缺乏、需终身服用免疫抑制剂等，因此临床上极少应用。虽然部分回肠旁路手术和门腔静脉分流术并不推荐，但极严重纯合子家族性高胆固醇血症患者在缺乏更有效的治疗时，可考虑采用。

高 血 压

第一节 概　述

一、定义

未使用降压药物的情况下,非同日 3 次测量诊室血压,收缩压≥18.7 kPa(140 mmHg)和/或舒张压≥12.0 kPa(90 mmHg)。收缩压≥18.7 kPa(140 mmHg)和舒张压<12.0 kPa(90 mmHg)为单纯性收缩期高血压。患者既往有高血压史,当前正在使用降压药物,血压虽低于 18.7/12.0 kPa(140/90 mmHg),仍应诊断为高血压。

二、分类

根据血压升高水平,进一步将高血压分为 1 级、2 级和 3 级。血压水平分类和定义,见表 8-1。

表 8-1　血压水平分类和定义

单位:kPa(mmHg)

分类	收缩压		舒张压
正常血压	<16.0(120)	和	<10.7(80)
正常高值	16.0~18.5(120~139)	和/或	10.7~11.9(80~89)
高血压	≥18.7(140)	和/或	≥12.0(90)
1 级高血压	18.7~21.2(140~159)	和/或	12.0~13.2(90~99)
2 级高血压	21.3~23.9(160~179)	和/或	13.3~14.5(100~109)
3 级高血压	≥24.0(180)	和/或	≥14.7(110)
单纯收缩期高血压	≥18.7(140)	和	<12.0(90)

注:当收缩压和舒张压分属不同级别时,以较高分级为准。

第二节　病因与病机

高血压是由于年老体虚,或七情所伤,或饮食失节,引起人体阴阳平衡失调,病损的脏器主要在肝、肾,以及心。主要病机为肝肾阴虚、肝阳上亢,病理因素主要涉及风、火、痰、虚、瘀五方面。其中,火、虚、瘀是最主要的 3 个方面。

一、内火

内火,即人体之火,与高血压密切相关的主要是肝火、心火、胃火,三者又以肝火为最。肝失疏泄,气机失调,人体上下之气不相顺接,以致阳气郁积,肝之横逆之气上窜,血随气升,从而引发血压升高;或郁火引动肝火,肝火上炎,鼓动气血升腾,导致血压升高。火性炎上,火热上冲脑窍可见眩晕、头痛;肝火上炎多见面红目赤、口干舌燥、急躁易怒、神志不宁;胃火内炽可见口中异味,口臭气粗,消谷善饥,口渴多饮。《明医杂著》中记述:"内伤发热,是阳气自伤不能升达,降下阴分而为内热,乃阳虚也,故其脉大而无力,属肺脾;阴虚发热,是阴血自伤不能制火,阳气升腾而为内热,乃阳旺也,故其脉数而无力,属心肾"。

二、诸虚

张景岳在《景岳全书》中言:"无虚不作眩。"虚证常包括肾虚、脾虚、阴虚等,而与高血压关系最为密切的是肾虚。肾为先天之本,寓元阴元阳,为一身阴阳之根本。肾虚则阴阳失调,脏腑功能失常,导致血脉失和,气血逆乱发为眩晕。肾虚包括肾气虚、肾阴虚和肾阳虚,而眩晕证属肾阴虚者为多。肾阴虚的症状为"热",主要表现为眩晕耳鸣、形体消瘦、失眠多梦、颧红潮热、盗汗、咽干腰酸等症。脾胃为后天之本,气血生化之源。中医认为,脾主运化,有运化水谷和输布水液等作用。脾虚则运化失常,并可出现营养障碍,水液失于布散而生湿酿痰,症见腹胀纳少、食后胀甚、肢体倦怠、神疲乏力、少气懒言、形体消瘦或肥胖浮肿、舌苔淡白等。

三、血瘀

凡离开经脉之血不能及时消散和瘀滞于某一处,或血流不畅、运行受阻、郁积于经脉,或器官之内呈凝滞状态,都叫血瘀。《仁斋直指方》中言:"瘀滞不行,皆能眩晕。"《医灯续焰》中亦谓:"眩晕者,有因于死血者……血死则脉凝泣,脉凝则上注之薄矣,薄则上虚而眩晕生。"唐容川明确提出眩晕之根本在于血水之瘀结,谓:"血水本不想离,血瘀必然导致水结,所结之邪……上扰清窍,则头晕目眩。"因此,血瘀是高血压致病的重要因素。临床中,高血压证属血瘀者多见头痛,且疼痛性质多为刺痛,痛处固定,夜间尤甚,亦可伴见胸闷、胸痛、心悸等症。血瘀日甚,气血不畅,终成瘀血。血瘀不得畅行,或因于气,或因于邪。但血既不能畅达,则经脉失于疏通,气机因之不利,气血失于条达和畅,终则必会导致血结不行,积而成为瘀血。

第三节 发病机制

一、原发性高血压

原发性高血压的病因和发病机制至今未明,参与血压调节的机制很多,有中枢神经和周围反射的整合作用,有肾脏作用,有神经活性因子的作用,还有体液和血管因素的影响。因此,血压水平维持是一个复杂过程,目前认为本病是多种因素综合作用的结果。

(一)神经机制

各种原因使大脑皮质下神经中枢功能发生变化,各种神经递质浓度与活性异常,包括去甲肾上腺素、肾上腺素、多巴胺、神经肽 Y、5-羟色胺、血管升压素、脑啡肽、脑钠肽和中枢肾素-血管紧张素系统,最终使交感神经系统活性亢进,血浆中儿茶酚胺浓度升高,阻力小动脉收缩增强而导致血压增高。

(二)肾脏机制

各种原因引起肾性水钠潴留,增加心排血量,通过全身血流自身调节使外周血管阻力和血压升高,启动压力-利尿钠机制再将潴留的水、钠排泄出去。也可能通过排钠激素分泌释放增加,如内源性类洋地黄物质,在排泄水、钠同时使外周血管阻力增高而使血压增高。该学说的理论意义在于将血压升高作为维持体内水、钠平衡的一种代偿方式。现代高盐饮食的生活方式加上遗传性或获得性肾脏排钠能力的下降是许多高血压患者的基本病理生理异常。

(三)激素机制

肾素-血管紧张素-醛固酮系统激活,经典的肾素-血管紧张素-醛固酮系统包括肾小球入球动脉的球旁细胞分泌肾素,激活从肝脏产生的血管紧张素原,生成血管紧张素Ⅰ,然后经肺循环的转换酶生成血管紧张素Ⅱ。血管紧张素Ⅱ是肾素-血管紧张素-醛固酮系统的主要效应物质,作用于血管紧张素Ⅱ受体,使小动脉平滑肌收缩,刺激肾上腺皮质球状带分泌醛固酮,通过交感神经末梢突触前膜的正反馈使去甲肾上腺素分泌增加,这些作用均可使血压升高。

(四)血管机制

大动脉和小动脉结构和功能的变化在高血压发病中发挥重要作用。覆盖在血管壁内表面的内皮细胞能生成、激活和释放各种血管活性物质,如一氧化氮、前列腺素、内皮素、内皮依赖性血管收缩因子等,调节心血管功能。年龄增长及各种心血管危险因素,如血脂异常、血糖水平升高、吸烟、高同型半胱氨酸血症等,导致血管内皮细胞功能异常,使氧自由基产生增加、一氧化氮灭活增强、血管炎症、氧化应激反应等影响动脉弹性功能和结构。

(五)胰岛素抵抗

胰岛素抵抗是指必须以高于正常的血胰岛素释放水平来维持正常的糖耐量,表示机体组织对胰岛素处理葡萄糖的能力减退。约50%原发性高血压患者存在不同程度的胰岛素抵抗,在肥胖、血甘油三酯水平升高、高血压与糖耐量减退同时并存的四联症患者中最为明显。胰岛素抵抗是2型糖尿病和高血压发生的共同病理生理基础,多数学者认为是胰岛素抵抗造成继发性高胰岛素血症引起的,继发性高胰岛素血症使肾脏水、钠重吸收增强,交感神经系统活性亢进,动脉弹性减退,从而导致血压升高。在一定意义上,胰岛素抵抗所致交感活性亢进使机体产热增加,是对肥胖的一种负反馈调节,这种调节以血压升高和血脂代谢障碍为代价。

二、继发性高血压

继发性高血压是由已知疾病所致,其病因很复杂。具体如下。

(一)肾实质性高血压

常见导致肾脏实质性高血压的疾病包括各种原发性肾小球肾炎、多囊肾性疾病、肾小管-间质疾病、代谢性疾病肾损害、系统性或结缔组织疾病肾损害、单克隆免疫球蛋白相关肾脏疾病,以及遗传性肾脏疾病。

(二)肾动脉狭窄

肾动脉狭窄的主要特征是肾动脉主干或分支狭窄,导致患肾缺血,肾素-血管紧张素系统活性明显增高,引起高血压及患肾功能减退。肾动脉狭窄是引起高血压和/或肾功能不全的重要原因之一,患病率占高血压人群的 1%～3%。动脉粥样硬化是引起我国肾动脉狭窄的最常见病因,其次为大动脉炎、纤维肌性发育不良等。

(三)内分泌性高血压

1.原发性醛固酮增多症

原醛症是由于肾上腺皮质球状带自主分泌过多醛固酮,导致高血压、低钾血症、肾素活性受抑为主要表现的临床综合征。常见类型有醛固酮瘤、特发性醛固酮增多症,其他少见类型有肾上腺皮质癌、家族性醛固酮增多症,如糖皮质激素可抑制性醛固酮增多症。原发性醛固酮增多症在高血压人群中占 5%～10%,仅有部分存在低血钾,在难治性高血压中约占 20%,其增加代谢综合征、动脉硬化和心脑血管病的风险。

2.嗜铬细胞瘤

嗜铬细胞瘤是来源于肾上腺髓质或肾上腺外嗜铬组织的肿瘤,瘤体可分泌过多儿茶酚胺,引起持续性或阵发性高血压和多个器官功能及代谢紊乱,是临床可治愈的一种继发性高血压。

3.皮质醇增多症

皮质醇增多症可伴发多种合并症,引起以向心性肥胖、高血压、糖代谢异常、低钾血症和骨质疏松为典型表现的综合征。

(四)主动脉狭窄

主动脉狭窄分为先天性主动脉缩窄和获得性主动脉狭窄。先天性主动脉缩窄表现为主动脉的局限性狭窄或闭锁,发病部位常在主动脉峡部原动脉导管开口处附近,个别可发生于主动脉的其他位置;获得性主动脉狭窄主要包括大动脉炎、动脉粥样硬化,以及主动脉夹层剥离等所致的主动脉狭窄。主动脉狭窄只有位于主动脉弓、降主动脉和腹主动脉上段时才会引发临床上的显性高血压,升主动脉狭窄引发的高血压临床上常规的血压测量难以发现,而肾动脉开口水平远端的腹主动脉狭窄一般不会导致高血压。

(五)阻塞性睡眠呼吸暂停综合征

阻塞性睡眠呼吸暂停综合征包括睡眠期间上呼吸道肌肉塌陷,呼吸暂停或口鼻气流量大幅度减低,导致间歇性低氧、睡眠片段化、交感神经过度兴奋、神经体液调节障碍等。该类患者中高血压的发病率为 35%～80%。

(六)药物性高血压

药物性高血压是常规剂量的药物本身或该药物与其他药物之间发生相互作用而引起血压升高,当血压超过 18.7/12.0 kPa(140/90 mmHg)时即考虑药物性高血压。这类高血压有时是难以避免的不良反应,有时由医师或患者用药不当所致。引起高血压的药物主要包括激素类药物、中枢神经类药物、非类固醇类抗炎药物,以及中药类等。

(七)单基因遗传性高血压

单基因遗传性高血压的突变大部分与肾脏肾单位离子转运蛋白或肾素-血管紧张素系统组分发生基因突变所致功能异常相关,主要分为以下几类。

(1)基因突变直接影响肾小管离子通道转运系统相关蛋白功能:包括利德尔综合征、戈登综合征、拟盐皮质激素增多症、盐皮质激素受体突变导致妊娠加重的高血压等。

(2)基因突变导致肾上腺类固醇合成异常:包括家族性醛固酮增多症型、先天性肾上腺皮质增生症、家族性糖皮质激素抵抗等。

(3)以嗜铬细胞瘤等为代表的各种神经内分泌肿瘤、高血压伴短指畸形、多发性内分泌肿瘤和希佩尔-林道病等。

第四节 诊 断

一、原发性高血压

(一)缓进型高血压

1.临床表现

(1)症状:起病隐匿、发展缓慢,病程可达 10～20 年,呈良性经过,又称良性高血压。早期多无症状,仅在体格检查时发现,少数甚至在发生脑血管意外、急性左心衰竭时方被发现,以下几个常见症状与高血压有关。①头痛:晨起明显,位于前额部、枕部、颞部,颈项部僵硬感。②出现头晕、头胀、失眠、注意力不集中、记忆力减退、耳鸣、手足发麻等大脑皮质功能紊乱症状。③鼻出血。④心悸、胸部不适感等。⑤当高血压不认真控制时,常可造成心、脑、肾及血管等靶器官的损害。当这些靶器官发生功能不全时,可引起相应的临床症状,如心力衰竭、脑血管意外、肾衰竭。

(2)体征:高血压未影响其他器官损害时,临床上除血压升高外,可无阳性体征或仅有主动脉瓣区第 2 心音亢进、分裂。当高血压影响心脏引起心脏扩大时,可有心脏左下扩大体征与第 4 心音;严重高血压引起主动脉瓣扩张时可有主动脉瓣区舒张期杂音;当引起靶器官功能不全时可有其相应的体征,如左心衰竭、脑血管意外、肾功能不全等体征。

2.辅助检查

(1)血常规、尿常规检查:尿常规检查阴性或有少量蛋白和红细胞;肾功能减退时尿比重降低,尿浓缩和稀释功能减退,肾功能不全晚期可有贫血。

(2)胸部 X 线检查:可见主动脉迂曲、延长,升主动脉弓或降部扩张。发生高血压心脏病时左心扩大,发生左心衰竭时有肺淤血或肺水肿改变。

(3)心电图:正常或左心室肥厚、劳损图形。

(4)超声心动图检查:可测量心房、心室大小、左心室壁厚度,心脏舒张与收缩功能,可及时发现高血压对心脏的影响情况。

(5)生化检查:肌酐、尿酸、尿素氮水平在肾功能不全时可升高。检测血糖、血脂水平可知有无存在冠心病的危险因素,为治疗高血压方案提供依据。

(二)急进型高血压

1.临床表现点

(1)症状:起病急,发展快,以视网膜病变和肾功能恶化迅速为特点,预后差。主要症状为头痛较著、视力障碍、失明,若伴发肾功能不全有其相应症状如少尿、食欲下降、恶心、乏力等。

(2)体征:舒张压超过 17.3 kPa(130 mmHg)或 18.7 kPa(140 mmHg),眼底检查示视网膜出血或渗出。伴发心、脑、肾损害时还有其相应的体征。

2.辅助检查

(1)尿常规检查:尿液中有蛋白或红细胞,尿蛋白可达(＋＋)或(＋＋＋)。

(2)血常规:肾功能不全时有贫血。

(3)心电图:可见左心室肥厚、劳损图形。

(4)胸部 X 线检查:左心室扩大,心功能不全时有肺淤血。

(5)生化检查:血液中肌酐、尿酸、尿素氮水平升高,肾素水平往往升高,严重者可并发酸中毒、电解质紊乱。

(6)超声心动图检查:了解有无伴发左心房、左心室舒张和收缩功能受损情况。

(三)高血压危象和高血压脑病

1.临床表现

高血压危象和高血压脑病是发生在高血压过程中的一种特殊临床现象,可发生于缓进型与急进型高血压,也可发生于症状性高血压者。高血压危象是在高血压的基础上周围小动脉发生暂时性的强烈收缩而导致血压急剧地进一步升高的结果;高血压脑病是在血压显著升高的情况下,脑细小动脉发生持久而严重的痉挛后出现被动性或强制性扩张,使脑循环的自动调节功能失调,脑循环发生急剧障碍而导致脑水肿和颅压升高的结果。常有致使发生高血压危象和高血压脑病的诱发因素,如精神创伤、情绪波动、过度疲劳、寒冷刺激、气候变化、内分泌失调、长期服用大量抗高血压药物骤停者、嗜铬细胞瘤突然释放大量儿茶酚胺者。主要症状为突然发生严重头痛、头晕、出汗、气短、手足发抖、视物模糊、耳鸣、恶心、呕吐等自主神经功能紊乱症状,甚至可出现神志改变,心绞痛、急性左心衰竭和/或肾衰竭症状。高血压脑病尚伴有意识模糊、嗜睡、抽搐甚至昏迷;视力障碍、一过性偏瘫、半身感觉障碍、失语等亦可发生。体格检查见血压≥34.7/16.0 kPa(260/120 mmHg),心率增快,以及不同程度的意识障碍表现。若伴发急性左心衰竭,则有急性左心衰竭的体征。

2.辅助检查

(1)眼底检查:可见视网膜出血、渗出,血管痉挛,高血压脑病者可见视盘水肿。

(2)脑脊液检查:高血压患者可见脑脊液压力升高,其蛋白含量升高。伴发肾衰竭者,血尿素氮、肌酐水平升高,电解质改变。

二、继发性高血压

(一)肾实质性高血压

肾实质性高血压的诊断依赖肾脏病史,蛋白尿、血尿,肾功能异常,估算肾小球过滤率降低,肾脏大小、形态异常,必要时可行肾脏活体组织检查。同时,需与高血压引起的肾脏损害相鉴别,前者肾脏病变的发生常先于高血压或与其同时出现,血压较高且难以控制,蛋白尿/血尿发生早、程度重、肾脏功能受损明显。

(二)肾动脉狭窄性高血压

目前有许多无创诊断方法,主要包括 2 个方面。肾动脉狭窄的解剖诊断和功能诊断,可根据临床需要和医院的技术条件予以选择。肾动脉狭窄的诊断目的包括明确病因、明确病变部位及程度、血流动力学意义,以及血管重建是否能获益。经动脉血管造影目前仍是诊断肾动脉狭窄的金标准。

(三)内分泌性高血压

1.原发性醛固酮增多症

原发性醛固酮增多症临床诊断流程包括筛查、确诊、分型 3 个步骤。筛查主要采用血醛固酮/肾素比值。筛查对象为难治性高血压、高血压合并自发性或利尿药诱发低钾血症、肾上腺意外瘤、一级亲属患原醛症、睡眠呼吸暂停综合征、早发高血压或心血管事件家族史,确诊试验主要包括高钠饮食试验、静脉生理盐水试验、氟氢可的松抑制试验,以及卡托普利试验,分型诊断方法包括肾上腺影像学检查和分侧肾上腺静脉取血。有手术意愿的适应证者需行肾上腺静脉取血检查,仅对年龄低于 35 岁具有典型表现的患者可免于肾上腺静脉取血检查。

2.嗜铬细胞瘤

嗜铬细胞瘤临床表现可为阵发性、持续性或阵发性加重的高血压,高血压发作时常伴头痛、心悸、多汗三联征,可伴有糖、脂代谢异常。儿茶酚胺及其代谢产物的测定是其定性诊断的主要方法,建议将增强 CT 检查作为胸、腹、盆腔病灶,MRI 检查作为颅底和颈部病灶的首选定位方法。

3.皮质醇增多症

皮质醇增多症典型的临床表现为向心性肥胖、满月脸、多血质、皮肤紫纹等。皮质醇增多症的定性、定位诊断及治疗比较复杂,建议积极与高血压专科或内分泌科的医师沟通和协作。

(四)主动脉狭窄

主动脉狭窄的基本病理生理改变为狭窄所致血流再分布和肾组织缺血引发的水钠潴留和肾素-血管紧张素系统激活,结果引起左心室肥厚、心力衰竭、脑出血及其他重要脏器损害。主动脉狭窄主要表现上肢高血压,而下肢脉弱或无脉,双下肢血压明显低于上肢,听诊狭窄血管周围有明显血管杂音。

(五)阻塞性睡眠呼吸暂停综合征

多导睡眠呼吸监测仪是诊断阻塞性睡眠呼吸暂停综合征的金标准。呼吸暂停低通气指数是指平均每小时睡眠呼吸暂停低通气的次数,依据呼吸暂停低通气指数可分为轻、中、重三度。①轻度:呼吸暂停低通气指数为 5~15 次/小时。②中度:呼吸暂停低通气指数为 15~30 次/小时。③重度:呼吸暂停低通气指数

≥30 次/小时。

(六)药物性高血压

由于所应用的具体药物、剂量及疗程的不同,血压升高的程度及临床表现有很大差异。对有肾上腺皮质功能亢进类似症状者,应详细询问有无服用糖皮质激素类药物,这对本病的诊断有重要意义。部分患者服用非类固醇类抗炎药物可表现为血压升高、水肿,以及胃肠道反应,如上腹部不适、恶心、呕吐等。此外,还有原发性疾病的相应临床症状、体征和实验室检查指标的异常。

第五节 治 疗

一、辨证论治

(一)肝火亢盛证

1.症状

头晕头痛,目眩,口干口苦,面红目赤或目涩,心烦易怒,性情急躁,夜难寐,舌质红,苔黄或燥,脉象弦数。

2.治法

清肝泻火,佐以柔肝。

3.方药

龙胆泻肝汤加减。常用药物包括龙胆草、菊花、桑叶、黄芩、栀子、夏枯草、白芍、生地黄、牡丹皮、钩藤、苦丁茶、柴胡、木通。心火旺盛,见心胸烦热、口舌生疮者,加黄连、莲子心、茯苓;头目眩晕胀痛者,加珍珠母、石决明、川牛膝、玄参以镇肝潜阳;痛甚者,加全蝎或蜈蚣以加强止痛;湿热重,见舌红苔黄腻者,加清热祛湿之品,如薏苡仁、滑石;大便秘结者,加大黄、玄参以泻火通便。

(二)肝阳上亢证

1.症状

头晕头痛,耳鸣目眩,烦躁不安,颜面潮红,目涩,少寐多梦,或腰膝酸软,甚则仆倒,震颤,舌红苔黄,脉弦数。

2.治法

平肝潜阳。

3.方药

天麻钩藤饮加减。常用药物包括天麻、钩藤、川牛膝、桑寄、茯苓、牡蛎、生地黄、菊花、山茱萸、石决明(先煎)。肢体麻木者,加豨莶草、络石藤;头晕甚者,加女贞子、墨旱莲;双下肢酸软无力者,加杜仲、熟地黄、续断;胸闷痛者,加丹参、川芎、红花;颈项不适者,加葛根。

(三)痰浊中阻证

1.症状

头重,眩晕或昏蒙,耳鸣,胸闷恶心,纳差,食少多寐,困倦乏力,肢体困重,手足麻木,呕吐痰涎,舌淡苔腻,脉弦滑。

2.治法

燥湿祛痰。

3.方药

半夏白术天麻汤或温胆汤加减。常用药物包括法半夏、白术、天麻、陈皮、茯苓、枳实、竹茹、石菖蒲、蔓荆子。痰热内盛者,加浙贝母、黄连、黄芩、胆南星;心悸胸闷者,加郁金;痰阻血瘀心痛者,加丹参、红花;眩晕较甚者,加白蒺藜、钩藤。

(四)瘀血内阻证

1.症状

头痛眩晕,头痛经久不愈,固定不移,耳鸣,面唇发绀,胸痹心痛,四肢麻木,舌质紫黯,有瘀点或瘀斑,舌下脉络黯黑,脉涩。

2.治法

行气活血,化瘀通络。

3.方药

血府逐瘀汤加减。常用药物包括桃仁、红花、赤芍药、当归、枳壳、桔梗、生地黄、柴胡、牛膝、益母草、甘草。气虚者,加黄芪、生晒参;气滞者,加香附、白芍、郁金、青皮以疏肝理气止痛;血瘀化热者,加牡丹皮、地骨皮;瘀痛入络者,加全蝎、地龙、三棱、莪术以破血通络止痛。

(五)阴阳两虚证

1.症状

眩晕头痛,耳鸣,心悸气短,畏寒怕冷,手足心热,面容憔悴,耳轮干枯,腰膝酸软,舌淡、苔白而干,脉沉细无力或细数而弱。

2.治法

阴阳双补。

3.方药

金匮肾气丸合二仙汤加减。常用药物包括熟地黄、山药、山茱萸、泽泻、牡丹皮、桂枝、仙茅、淫羊藿、巴戟天、远志。腰膝酸软、畏寒怕冷，肾阳虚衰甚者，加鹿角胶、杜仲、淫羊藿；手足心热、舌红少苔，肾阴亏虚甚者，加枸杞子、女贞子、龟板；眩晕、畏寒肢冷、全身浮肿、面色㿠白、舌淡红、苔白滑、脉沉细等阳虚水泛者，用金匮肾气丸合真武汤加减。

二、针灸治疗

针灸治疗高血压具有多途径、多靶点的特点，其与血流动力学、神经系统调节、内分泌功能等多方面的改变有关。目前临床上高血压的针灸取穴是在辨经取穴基础上多种取穴方法的综合运用，针灸治疗高血压多从足厥阴肝经、足少阳胆经、手阳明大肠经、足阳明胃经论治，比较注重远端取穴，尤其是肘膝关节以下的特定穴的使用，如五输穴、原穴，使用频次最多的穴组为太冲、足三里、合谷、曲池。

三、调节生活方式

（一）体重控制

高血压患者应控制体重指数在 24 kg/m^2 以下。减重对健康的利益是很大的，如人群中平均体重下降 5～10 kg，收缩压可下降 0.7～2.7 kPa（5～20 mmHg）。高血压患者体重减少 10%，则可使胰岛素抵抗、糖尿病、高脂血症和左心室肥厚改善。减重的方法一方面是减少总热量的摄入，强调少脂肪并限制过多糖类的摄入；另一方面则需增加体育锻炼，如跑步、太极拳、健美操等。在减重过程中还需积极控制其他危险因素，老年高血压则需严格限盐等。减重的速度可因人而异，但首次减重最好达到 5 kg 以增强减重信心，减肥可提高整体健康水平，减少包括癌症在内的许多慢性病，关键是"吃饭适量，活动适度"。

（二）合理膳食

（1）减少钠盐：世界卫生组织建议每人每天食盐量不超过 6 g，我国膳食中约 80% 的钠来自烹调或含盐高的腌制品。因此，限盐首先要减少烹调用盐及含盐高的调料，少食各种咸菜及盐腌食品。北方居民宜减少日常用盐的 1/2，南方居民宜减少 1/3。

（2）减少脂肪摄入：补充适量优质蛋白质。改善饮食结构，减少含脂肪高的猪肉，增加含蛋白质较高而脂肪较少的禽类及鱼类。蛋白质占总热量 15% 左右，动物蛋白占总蛋白质 20%。蛋白质质量依次为奶、蛋、鱼、虾、鸡、鸭、猪肉、牛肉、羊肉、植物蛋白。

（3）注意补充钾和钙。

（4）多吃蔬菜和水果：增加蔬菜或水果摄入，减少脂肪摄入可使收缩压和舒张压有所下降。素食者比肉食者有较低的血压，其血压水平可能基于水果、蔬菜、食物纤维和低脂肪的综合作用。

（5）限制饮酒：尽管研究表明非常少量的饮酒可能会减少冠心病发病的危险，但饮酒和血压水平及高血压患病率之间却呈线性相关，大量饮酒可诱发心血管事件发作。因此，不提倡用少量饮酒预防冠心病，而是提倡高血压患者应戒酒，因饮酒可增加服用降压药物的抗性。如饮酒，建议每天饮酒量应为少量。男性每天饮酒量为葡萄酒＜100 mL，或啤酒＜250 mL，或白酒＜25 mL；女性则减半量，孕妇不应饮酒。同时，不提倡饮高度烈性酒。

（三）增加体力活动

每个参与运动的人，特别是中老年人和高血压患者，在运动前最好了解一下自己的身体状况，以决定适合自己的运动种类、强度、频度和持续运动时间。对中老年人应包括有氧、伸展，以及增强肌力练习三类，具体项目可选择步行、慢跑、太极拳、门球、气功等。运动强度必须因人而异，按科学锻炼的要求，常用运动强度指标可用运动时最大心率达到 180 减去年龄，如 50 岁的人运动心率为120～130 次/分，如果求精确则采用最大心率的 60%～85% 作为运动适宜心率，需在医师指导下进行。运动频率一般要求每周 3～5 次，每次持续 20～60 分钟即可，可根据运动者身体状况和所选择的运动种类，以及气候条件等而定。

（四）减轻精神压力，保持平衡心态

长期精神压力和心情抑郁是引起高血压和其他一些慢性病的重要原因之一，对于高血压患者，这种精神状态常使他们较少采用健康的生活方式，如酗酒、吸烟等，并降低对抗高血压治疗的依从性。有精神压力和心理不平衡的人群，应减轻精神压力和改变心态，要正确对待自己、他人和社会，积极参加社会和集体活动。

（五）戒烟

对高血压患者来说戒烟也是十分重要的，虽然尼古丁会使血压一过性升高，

但它降低服药的依从性并增加降压药物的剂量。吸烟可造成血管内皮损伤,它是导致心血管事件的最重要独立危险因素之一,因此必须提倡全民戒烟。

四、药物治疗

(一)治疗原则

高血压治疗的根本目标是控制血压,降低与高血压相关的心、脑、肾,以及血管并发症的发生和死亡风险。治疗原则为根据患者血压和总体风险水平,建议改善生活方式,选择服用降压药物的种类、时机与强度,同时干预并存的其他危险因素、靶器官损害和其他疾病。

(二)血管紧张素转换酶抑制剂类药物

1.卡托普利

(1)用药目的:用于高血压的降压治疗。

(2)禁忌证:对血管紧张素转换酶抑制剂过敏者禁用。

(3)不良反应:常见皮疹、心悸、咳嗽、味觉迟钝,较少见蛋白尿、眩晕、血管性水肿、面部潮红,少见白细胞与粒细胞计数减少。

(4)剂型和规格:片剂,每片 12.5 mg、每片 25 mg。

(5)用法和用量。①成人:口服,起始剂量每次 12.5 mg、2～3 次/天,按需要 1～2 周内增至每次 50 mg、2～3 次/天,疗效仍不满意时可联用其他降压药。近期大量服用利尿剂,处于低钠/低血容量而血压正常或偏低患者,起始剂量每次 6.25 mg、3 次/天,逐步增加至常用量。②儿童:起始剂量为 0.3 mg/kg 体重,3 次/天,必要时每隔 8～24 小时增加 0.3 mg/kg,直至获得最低有效量。

(6)药物代谢动力学:口服吸收迅速,约 15 分钟起效,1.0～1.5 小时达血药峰浓度,生物利用度 60%,蛋白结合率 30%,半衰期 4 小时,作用持续 6～12 小时。在肝脏内代谢为二硫化物,经肾脏排泄。

(7)药物相互作用:与利尿药、血管扩张药等其他降压药合用,可致低血压;与螺内酯、氨苯蝶啶、阿米洛利合用可引起血钾水平升高;与锂剂联合可使血清锂水平升高。

2.依那普利

(1)用药目的:用于高血压的降压治疗。

(2)禁忌证:依那普利过敏或双侧肾动脉狭窄患者禁用,肾功能严重损害患者慎用。

(3)不良反应:头昏、头痛、嗜睡、口干、疲劳、上腹不适、恶心、心悸、胸闷、咳嗽、面红、皮疹和蛋白尿等。

(4)剂型和规格:片剂,每片 2.5 mg、每片 5 mg、每片 10 mg。

(5)用法和用量:口服,起始剂量每次 5 mg、1 次/天,随血压反应调整至10～40 mg/d,分 1～2 次服,如疗效仍不满意,可加用利尿药。肾功能损害患者可根据肌酐清除率调整剂量,30～80 mL/min 时,起始剂量为 5 mg/d;<30 mL/min 时,起始剂量为 2.5 mg/d。

(6)药物代谢动力学:依那普利口服约 1 小时达血药浓度高峰,生物利用度约 60%,不受胃肠道内食物影响。在肝脏内水解生成有更强抑制血管紧张素转化酶的活性二羧酸依那普利拉。依那普利拉血浓度达峰时间为 3～4 小时,半衰期为 11 小时。口服约 94% 以原型或依那普利拉经尿液和粪便排出。

(7)药物相互作用:其他降压药物、解热镇痛药、利尿药、麻醉药、抗抑郁药、抗癌药、免疫抑制剂、肾上腺皮质类脂醇、治疗痛风的药物和治疗糖尿病药物等可影响马来酸依那普利的效应。依那普利可增强乙醇作用,高盐食物可降低马来酸依那普利的疗效,应避免。

3.赖诺普利

(1)用药目的:用于原发性高血压及肾血管性高血压的降压治疗,可单独服用或与其他降压药合用。

(2)禁忌证:对本药任何成分或其他血管紧张素转换酶抑制剂过敏、曾使用血管紧张素转换酶抑制剂治疗而引起血管性水肿,以及遗传性或特发性血管性水肿患者禁用。

(3)不良反应:偶见头晕、头痛、咳嗽、恶心、腹泻、心悸、胸闷、乏力、低血压或直立性低血压、皮疹、血管神经性水肿、血钾水平升高等,罕见血尿素氮或肌酐水平升高。

(4)剂型和规格:片剂,每片 5 mg、每片 10 mg;胶囊,每粒 5 mg、每粒 10 mg。

(5)用法和用量。①原发性高血压:可单独使用或与其他抗高血压药联合使用。推荐起始剂量 10 mg/d。肾素-血管紧张素-醛固酮系统高度激活患者,如肾血管性高血压、低盐或低血容量状态,心功能失代偿或严重高血压首次服药可能出现血压过度降低,推荐起始剂量为 2.5～5.0 mg/d。维持剂量为每次 20 mg、1 次/天,如果治疗 2～4 周未达到预期效果,可适当增加剂量,最大剂量为 80 mg/d。②使用利尿剂患者:服用利尿剂患者,可能处于低血容量或低血钠状态,初次使用可出现症状性低血压。应在使用本品治疗前 2～3 天停用利尿剂。如不能停用,应调整起始剂量为 5 mg/d。同时,注意监测肾功能和血清钾水平,根据血压变化调整剂量。

(6)药物代谢动力学:口服 7 小时达血浆浓度峰值,但急性心肌梗死患者有轻微延迟。经肾排泄,半衰期 12.6 小时,肾功能受损时清除率下降,以原形经尿排出。食物不影响其吸收。

(7)药物相互作用:与其他降压药有协同降压作用,但一般不与 β 受体阻滞剂及保钾药合用。与吲哚美辛联用,减弱降压效果。与保钾性利尿剂如螺内酯、氨苯蝶啶和氨氯吡脒,或钾增补剂或钾盐代用品联用,应监测血钾水平。与排钾性利尿剂合用,利尿剂引起的低钾血症会有所改善。

(三)血管紧张素 Ⅱ 受体拮抗剂类药物

临床常用的管紧张素 Ⅱ 受体拮抗剂类药物为缬沙坦。

(1)用药目的:用于轻、中度原发性高血压的降压治疗。

(2)禁忌证:对缬沙坦或所含任何赋形剂过敏者。

(3)不良反应:头痛、头晕、咳嗽、腹泻、恶心、腹痛、乏力等,也可发生中性粒细胞减少症,偶有肝功能指标升高。

(4)剂型和规格:胶囊,每粒 80 mg。

(5)用法和用量:每次 80 mg 或 160 mg、1 次/天。可进餐时或空腹服用。建议固定服药时间,如早晨。一般用药 2 周达确切降压效果,4 周达最大疗效。如降压效果不满意,可加用利尿剂。

(6)药物代谢动力学:口服吸收迅速,2 小时血药浓度达峰值,生物利用度为 25%,与血浆蛋白结合率为 95%,作用持续 24 小时以上。半衰期为 5~9 小时,以原形经胆道及肾脏排出。

(7)药物相互作用:与保钾利尿剂、补钾药或含钾药物合用可升高血钾水平。与氢氯噻嗪合用可增加降压效果。

(四)钙通道阻滞剂类药物

1.尼群地平

(1)用药目的:用于高血压的降压治疗。

(2)禁忌证:对本品过敏及严重主动脉瓣狭窄患者禁用。

(3)不良反应:较少见头痛、面部潮红。少见头晕、恶心、低血压、足踝部水肿、心绞痛发作、一过性低血压。过敏者可出现过敏性肝炎、皮疹,甚至剥脱性皮炎等。

(4)剂型和规格:片剂,每片 10 mg。

(5)用法和用量:口服,起始剂量为每次 10 mg、1 次/天,可根据降压效果调整为每次 20 mg、2 次/天。

(6)药物代谢动力学:尼群地平口服吸收良好,食物增加其吸收。血浆蛋白结合率超过 90%,分布容积为 6 L/kg。口服约 1.5 小时血药浓度达峰值,生物利用度约 30%,半衰期为 2 小时。在肝内代谢,70% 经肾排泄,8% 随粪便排出。

(7)药物相互作用:与 β 受体阻滞剂合用可增加尼群地平降压作用,减轻尼群地平引起的心动过速,但也可能诱发和加重体循环低血压、心力衰竭和心绞痛,应注意。与血管紧张素转换酶抑制剂合用,耐受性较好,降压作用加强。可增加地高辛血浆浓度,平均增加 45%,应监测地高辛血浓度,以防地高辛过量或不足。西咪替丁抑制肝脏细胞色素 P450 酶,合用尼群地平时,注意调整剂量。

2.硝苯地平

(1)用药目的:用于高血压的降压治疗。

(2)禁忌证:心源性休克、妊娠与哺乳期女性,以及对硝苯地平过敏者禁用。

(3)不良反应:可见外周水肿、头痛、头晕、乏力、面部潮红、便秘、低血压、牙龈增生,个别患者可发生心绞痛,可能与低血压有关。

(4)剂型和规格:片剂,每片 5 mg、每片 10 mg;缓释片,每片 20 mg、每片 30 mg。

(5)用法和用量:一般起始剂量每次 10 mg、3 次/天,口服;常用维持剂量为每次 10～20 mg、3 次/天,口服。部分明显冠状动脉痉挛患者,每次 20～30 mg、3～4 次/天,最大剂量不宜超过 120 mg/d。如病情紧急,可每次 10 mg 嚼碎或舌下含服,并根据血压变化,决定是否再次给药。

(6)药物代谢动力学:口服后吸收迅速完全,15 分钟起效,1～2 小时作用达高峰,作用持续 4～8 小时;舌下给药 2～3 分钟起效,20 分钟达高峰,血浆蛋白结合率约为 90%,半衰期呈双相,分布半衰期 2.5～3.0 小时,消除半衰期为 5 小时。药物在肝脏内转换为无活性的代谢产物,约 80% 经肾排泄,20% 随粪便排出。

(7)药物相互作用:与 β 受体阻滞剂合用,个别患者可加重低血压、心力衰竭和心绞痛;与蛋白结合率高的药物如双香豆素类、苯妥英钠、奎尼丁等联合使用,这些药的游离浓度常发生改变;与西咪替丁联合使用,硝苯地平的血浆峰浓度增加;葡萄柚汁会增加硝苯地平的血药浓度,增加降压作用。

3.非洛地平

(1)用药目的:用于轻、中度原发性高血压的降压治疗。

(2)禁忌证:失代偿性心力衰竭、急性心肌梗死、妊娠女性、不稳定型心绞痛患者,对非洛地平及该药物中任意成分过敏者禁用。

(3)不良反应:参考硝苯地平。

(4)剂型和规格:片剂,每片 2.5 mg、每片 5 mg;缓释片,每片 2.5 mg、每片 5 mg。

(5)用法和用量:口服,起始剂量每次 2.5 mg、2 次/天,或遵医嘱。常用维持剂量 5 mg/d 或 10 mg/d,必要时可增加剂量,或加用其他降压药。

(6)药物代谢动力学:口服吸收完全并经过广泛首过代谢,生物利用度约为 20%,血药浓度达峰时间出现在服药后 2.5~5.0 小时,终末半衰期为 11~16 小时,血浆蛋白结合率约 99%。

(7)药物相互作用:与 β 受体阻滞剂、西咪替丁合用可使非洛地平的药时曲线下面积和峰浓度均增加;抗癫痫药物苯妥英、卡马西平或苯巴比妥可使非洛地平在癫痫患者体内的血药峰浓度降低,曲线下面积减小。

4.氨氯地平

(1)用药目的:用于高血压的降压治疗,可单独使用或与其他抗高血压药联合使用。

(2)禁忌证:对二氢吡啶类药物过敏、严重低血压者。

(3)不良反应:参考硝苯地平。

(4)剂型和规格:片剂,每片 5 mg。

(5)用法和用量:起始剂量每次 5 mg、1 次/天,最大剂量可增至每次 10 mg、1 次/天。

(6)药物代谢动力学:口服后 6~9 小时血药浓度达高峰,作用时间 24 小时,生物利用度为 60%~63%,终末半衰期长达 35~50 小时,用药 7~8 天后达稳态血药浓度,在肝内广泛代谢,蛋白结合率约为 97.5%。

(7)药物相互作用:与细胞色素 P4503A4 酶抑制剂联合使用会增加氨氯地平血浆浓度;与辛伐他汀联合使用会增加辛伐他汀的暴露量;同时舌下含服硝酸甘油、长效硝酸酯类药可增强硝酸酯类抗心绞痛作用;与环孢素、他克莫司联合使用可使环孢素、他克莫司的系统暴露量增加。

(五)利尿剂类药物

1.螺内酯

(1)用药目的:治疗高血压的辅助药物。

(2)禁忌证:高钾血症者禁用。

(3)不良反应及处理:常见不良反应有高钾血症、胃肠道反应如恶心、呕吐。为防治高钾血症,通常与排钾利尿剂如氢氯噻嗪联合使用。少见的不良反应有低钠血症,男性可致乳房发育、性功能低下,在女性可致乳房胀痛、声音变粗、毛发增多、月经失调、性功能下降、行走不协调、头痛等,一旦出现应立即停药,对症处理。罕见的不良反应有变态反应、血浆肌酐和尿素氮水平升高、轻度高氯性酸中毒。

(4)剂型和规格:片剂,每片 12 mg、每片 20 mg。

(5)用法和用量:口服,起始剂量 40～80 mg/d,分次服用,至少 2 周,以后酌情调整剂量。

(6)药物代谢动力学:口服吸收好,生物利用度＞90%。血浆蛋白结合率≥90%。药物半衰期根据服药方式不同而有所变化,每天服药 1～2 次时半衰期为 19 小时,每天服药 4 次时缩短为 12.5 小时。无活性代谢产物从肾脏和胆道排泄,约有 10% 以原型从肾脏排泄。

(7)药物相互作用:与肾上腺皮质激素、促肾上腺皮质激素、雌激素、两性霉素、非甾体类消炎镇痛药,尤其是吲哚美辛、拟交感胺类药物、甘珀酸钠、甘草类制剂合用时,利尿作用减弱;与多巴胺、降压药物合用时,利尿作用加强;与含钾药物、库存血、血管紧张素转换酶抑制剂、血管紧张素 II 受体拮抗剂和环孢素 A 合用时,发生高血钾血症机会增加;与葡萄糖胰岛素液、碱剂、钠型降钾交换树脂合用时,发生高钾血症的机会减少;与氯化铵合用易发生代谢性酸中毒。

2.氢氯噻嗪

(1)用药目的:用于高血压的降压治疗,可单独或与其他降压药联合用于原发性高血压。

(2)禁忌证:对氢氯噻嗪或其制剂辅料过敏者禁用。

(3)不良反应及处理:大多不良反应与剂量和疗程有关。可能出现低血钾,一般建议与保钾利尿剂螺内酯合用。如发生血钾浓度降低,应及时补钾。还可能发生高血糖、高尿酸血症、变态反应等,较少见,如果发生给予对症处理。比较罕见的不良反应有白细胞计数减少或白细胞缺乏症、血小板减少性紫癜,如果发生,则应停药并给予对症处理。

(4)剂型和规格:片剂,每片 6.25 mg、每片 10 mg、每片 25 mg。

(5)用法和用量。①成人:口服,25～100 mg/d,分 1～2 次服用,并按降压效果调整剂量。②儿童:口服,按体重 1～2 mg/(kg·d)或按体表面积 30～60 mg/(m² · d),分 1～2 次服用,根据疗效调整剂量。

(6)药物代谢动力学:口服吸收迅速但不完全,口服 2 小时起作用,达峰时间为 4 小时,作用持续时间为 6～12 小时。半衰期为 15 小时,肾功能受损者延长。

主要以原型由尿排泄。

（7）药物相互作用：与肾上腺皮质激素、促肾上腺皮质激素、雌激素、两性霉素、非甾体类消炎镇痛药，尤其是吲哚美辛、拟交感胺类药物、考来烯胺合用时，利尿作用减弱；与多巴胺、降压药物合用时，利尿作用加强；该药能使抗凝药、降糖药作用减弱；洋地黄类药物、胺碘酮等与本药合用时，应慎防因低钾血症引起的不良反应；与锂制剂合用，增加锂的肾毒性；与碳酸氢钠合用时，发生低氯性碱中毒机会增加。

（六）α受体阻滞剂类药物

1.乌拉地尔

（1）用药目的：注射用于高血压危象、重度和极重度高血压，以及难治性高血压，控制围手术期高血压；口服用于原发性高血压、肾性高血压、嗜铬细胞瘤引起的高血压。

（2）禁忌证：主动脉峡部狭窄或动静脉分流患者及哺乳期女性禁用，孕妇仅在绝对必要的情况下才可使用。

（3）不良反应及处理：常见血压降低引起的暂时症状，如眩晕、恶心、头痛。患者在用药期间应保持卧位，并严密监测血压，必要时减慢药物输注速度；少见乏力、心悸、胃肠不适及直立型低血压。血压过度降低，可抬高下肢，补充血容量；罕见变态反应，必要时给予停药和抗过敏治疗。

（4）剂型和规格：缓释片，每片 30 mg；缓释胶囊，每粒 30 mg；注射液，5 mL：25 mg。

（5）用法和用量。①注射给药：10～50 mg 缓慢静脉推注，5 分钟内即显示血压降低。若效果不满意，可重复用药。持续降压，可 250 mg 稀释后静脉滴注，或 100 mg 稀释到 50 mL，输液泵静脉滴注给药。但浓度不宜超过 4 mg/mL，推荐初始速度为 2 mg/min，维持速度为 9 mg/h。血压下降程度取决于前 15 分钟内输入剂量，然后低剂量维持，一般不超过 7 天。②口服给药：成人每次 30 mg、2 次/天。根据病情，也可在 1～2 周内逐渐增加剂量至每次 60 mg、2 次/天。

（6）药物代谢动力学：静脉注射后，在体内分布呈二室模型，分布半衰期约 35 分钟，分布容积 0.8 L/kg。血浆清除半衰期为 2.7 小时，蛋白结合率 80%。50%～70%通过肾脏排泄，其余由胆道排出。排泄物中约 10%为药物原型，其余为代谢产物。主要代谢产物无抗高血压活性。

（7）药物相互作用：饮酒或与降压药同用可增强降压作用，与西咪替丁同用可增加乌拉地尔血药浓度 15%，不推荐与血管紧张素转换酶抑制剂合用。

2.酚妥拉明

（1）用药目的：用于嗜铬细胞瘤所致高血压危象。

（2）禁忌证：严重动脉硬化及肾功能不全者，低血压、冠心病、心肌梗死、胃炎、胃溃疡患者，以及对该药物过敏者禁用。

（3）不良反应：主要为直立性低血压、心动过速、心律失常、鼻塞、恶心、呕吐，少见晕厥、乏力，罕见神志模糊、头痛、共济失调、言语含糊等。

（4）剂型和规格：注射剂，1 mL∶10 mg；注射液无菌粉末，10 mg。

（5）用法和用量。①成人：嗜铬细胞瘤手术，术时如血压升高，可 2～5 mg 静脉注射或 0.5～1.0 mg/min 静脉滴注，以防手术时出现高血压危象。②儿童：嗜铬细胞瘤手术，术中血压升高，可静脉注射 1 mg，也可按体重 0.1 mg/kg 或按体表面积 3 mg/m^2，必要时可重复或持续静脉滴注。

（6）药物代谢动力学：静脉注射给药迅速起效，停止注射，效应可在数分钟内消失。静脉输注，血清蛋白结合率为 54%，代谢广泛，13% 以原形从尿液中排出。

（7）药物相互作用：与拟交感胺类药物合用，使后者的周围血管收缩作用抵消或减弱。与胍乙啶合用，直立性低血压或心动过速的发生率高。与二氮嗪合用，使二氮嗪抑制胰岛素释放的作用受抑制。

（七）β 受体阻滞剂类

1.拉贝洛尔

（1）用药目的：用于各种类型高血压的降压治疗。

（2）禁忌证：对本品过敏者、支气管哮喘患者、病态窦房结综合征、心传导阻滞未安装起搏器的患者、重度或急性心力衰竭、心源性休克患者禁用。

（3）不良反应：偶有头昏、胃肠道不适、疲乏、感觉异常、哮喘加重等症状。部分患者有直立性低血压。

（4）剂型和规格：片剂，每片 50 mg、每片 100 mg。

（5）用法和用量：口服，饭后服。起始剂量为每次 100 mg、2～3 次/天，2～3 天后根据需要加量；常用维持量为每次 200～400 mg，2 次/天；极量 2 400 mg/d。

（6）药物代谢动力学：口服后 60%～90% 可迅速从胃肠道吸收，服药后 1～2 小时血药浓度达峰值。半衰期为 6～8 小时，55%～60% 的原形药物和代谢产物由尿排出。

（7）药物相互作用：与三环类抗抑郁药同时应用可产生震颤。西咪替丁可增加拉贝洛尔的生物利用度；可减弱硝酸甘油的反射性心动过速，但降压作用可协同;甲氧氯普胺可增强拉贝洛尔的降压作用。

2.比索洛尔

(1)用药目的:用于高血压的降压治疗,可单独使用或与其他抗高血压药联合使用。

(2)禁忌证:急性心力衰竭或处于心力衰竭失代偿期需用静脉注射正性肌力药物治疗的患者,心源性休克,二度或三度房室传导阻滞,病窦综合征、窦房传导阻滞,引起症状的心动过缓或低血压,严重支气管哮喘,严重的外周动脉闭塞疾病和雷诺综合征,未经治疗的嗜铬细胞瘤,代谢性酸中毒,对比索洛尔过敏者,以上人群禁用比索洛尔。

(3)不良反应及处理:可见轻度乏力、胸闷、头晕、嗜睡、心悸、头痛、下肢水肿、腹泻、便秘、恶心、腹痛、红斑、瘙痒,血压明显下降,心动过缓或房室传导阻滞,麻刺感或四肢冰凉,肌肉无力,肌肉痛性痉挛及泪少,对伴有糖尿病的年老患者,其糖耐量可能降低,并掩盖低血糖表现。

(4)剂型和规格:片剂,每片 2.5 mg、每片 5 mg;胶囊,每粒 2.5 mg、每粒 5 mg。

(5)用法和用量:通常起始剂量每次 5 mg,1 次/天。支气管痉挛、肝、肾功能不全患者,应降低起始剂量,为每次 2.5 mg、1 次/天。剂量可增至 10 mg/d,如必要,可增至 20 mg/d。比索洛尔不可透析置换,剂量递增须谨慎。

(6)药物代谢动力学:在胃肠道几乎完全吸收,肝脏的首过效应很小,生物利用度达 90%。血浆蛋白结合率约为 30%,血浆半衰期为 10~12 小时,在血浆中可维持 24 小时。可通过肝肾双途径代谢、清除。

(7)药物相互作用:Ⅰ类抗心律失常药物,可能增加比索洛尔对房室传导和心脏收缩力的抑制作用;与钙通道阻滞剂合用时增加低血压风险及房室传导阻滞;与洋地黄、可乐定联用时,需在比索洛尔停用几天后才能停用可乐定;单胺氧化酶抑制剂可增强本品的抗高血压效应,也有增加高血压危险的可能;增加降糖药物的作用,同时可能掩盖低血糖症状,应监测血糖水平。

(八)复合抗高血压药

临床常用的复合抗高血压药为缬沙坦氨氯地平。

(1)用药目的:用于原发性高血压的降压治疗。

(2)禁忌证:参考缬沙坦和氨氯地平。

(3)不良反应及处理:参考缬沙坦和氨氯地平。

(4)剂型和规格:片剂,每片含缬沙坦 80 mg、氨氯地平 5 mg。

（5）用法和用量。①添加治疗：氨氯地平单药治疗或缬沙坦单药治疗时，未能充分控制血压的患者可以改用缬沙坦氨氯地平片进行联合治疗。氨氯地平或缬沙坦单药治疗时发生剂量限制性不良反应的患者，可以改用缬沙坦氨氯地平片，以较低剂量的单药成分联合另一成分来达到血压控制效果。②替代治疗：为方便给药，接受氨氯地平和缬沙坦单药联合治疗的患者可以改用相同剂量的本品进行治疗。

（6）药物代谢动力学：口服缬沙坦氨氯地平片后，缬沙坦和氨氯地平的血浆浓度分别在 3 小时和 6～8 小时达峰。吸收速度和程度与单独服用缬沙坦和氨氯地平片时的生物利用度相当。

（7）药物相互作用：同缬沙坦和氨氯地平。

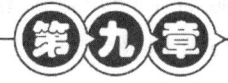

感染性心内膜炎

第一节 概 述

一、定义

感染性心内膜炎是指由细菌、真菌和其他微生物（如病毒、立克次体、衣原体、螺旋体等）经血行途径直接感染而产生心瓣膜或心室壁内膜炎症的感染性疾病，典型的临床特征是在受损的心内膜或心瓣膜上形成赘生物，赘生物为大小不等、形状不一的血小板和纤维素团块，内含大量微生物和少量的炎症细胞。心脏瓣膜为最常受累部位，但感染也可发生在心脏间隔缺损、腱索和心壁内膜。

二、分类

（一）根据病程、有无全身中毒症状和其他临床表现分类

根据病程、有无全身中毒症状和其他临床表现可分为急性和亚急性两类。

1.急性感染性心内膜炎

急性感染性心内膜炎起病突然，全身毒血症症状明显，伴高热、寒战，多单独侵犯主动脉瓣或侵犯二尖瓣。病原菌通常是高毒力的细菌，如金黄色葡萄球菌和化脓链球菌。通常病原菌先在机体某局部引起化脓性炎症，当机体抵抗力降低时病原菌则侵入血流，引起败血症并侵犯心内膜。急性感染性心内膜炎多发生在本来正常的心内膜上。

2.亚急性心内膜炎

亚急性心内膜炎患者病程长达数周或数月，中毒症状较轻，病原菌多为草绿色链球菌或肠球菌，主要发生于器质性心脏病，首先是心脏瓣膜病，然后是先天性血管病。

(二)根据感染的病原体分类

根据感染的病原体的不同,可分为细菌性感染性心内膜炎、真菌性感染性心内膜炎,以及立克次体感染性心内膜炎等。其中,细菌性感染性心内膜炎又可细分为金黄色葡萄球菌性感染性心内膜炎、链球菌性感染性心内膜炎等。

(三)根据感染部位,以及心内异物的情况分类

根据感染部位,以及心内异物的情况可分为自体瓣膜心内膜炎、人工瓣膜心内膜炎、右心感染性心内膜炎,以及器械相关性心内膜炎等。

(四)根据感染来源分类

根据感染来源可分为社区获得性心内膜炎、医疗相关性心内膜炎(院内感染及非院内感染),以及静脉药瘾者心内膜炎等。

(五)根据致病菌种类分类

根据致病菌种类可分为链球菌感染性心内膜炎、葡萄球菌感染性心内膜炎,以及肠球菌感染性心内膜炎等。

(六)根据患者年龄分类

根据患者年龄可分为成人感染性心内膜炎、儿童感染性心内膜炎。

第二节　病因与病机

中医学认为感染性心内膜炎多为先天禀赋不全,或六淫侵袭,病后失于调节,或劳倦思虑过度,情志不调,房劳过度,气血耗伤,而致正气亏虚,温热之邪毒乘虚而入,内犯于心,阻塞经络,导致心气不足,心阳不振,气血凝滞,邪毒舍于心脉、营血,耗气伤阴而致。病邪累及于心,可见心慌气短、心力衰竭或心脏出现杂音。正气不足,卫外不固,温热毒邪乘虚而入,本病乃生。

本病的临床表现与病程演变规律,与中医学温病学说的卫气营血体系极为相似。因此,在辨证分期方面以卫气营血的辨证为纲,以发热、脉象、斑疹的辨别为目;在治疗上效法叶天士的"在卫汗之可也,到气方可清气,入营犹可透热转气,入血恐耗血动血,直须凉血散血"。在各期中注重应用"透邪""存阴""益气扶正",以及"活血化瘀"4种方法。

第三节 发 病 机 制

一、危险因素

(一)内源性

1.解剖学因素

正常瓣膜内皮细胞抵抗循环中的细菌黏附,防止感染形成。导管损伤、炎症,以及瓣膜退行性变可引起瓣膜内皮损伤,内皮下基质蛋白暴露、组织因子释放、纤维蛋白,以及血小板沉积,有利于细菌黏附和感染。上述因素均与炎症、微小溃疡和微血栓有关。

2.先天性心脏病和退行性心脏病变

房室间隔缺损、动脉导管未闭、肺或主动脉狭窄、法洛四联症等先天性心脏病是染性心内膜炎的潜在病理基础,二尖瓣环钙化、肥厚型心肌病伴流出道梗阻者等器质性病变者也易患染性心内膜炎。

3.血流动力学因素

当心脏瓣膜关闭不全时,瓣膜反流、血流虹吸会造成侧向压力降低,伴有高度湍流的病变,有利于致病菌的繁殖。

4.免疫系统因素

免疫系统的不成熟可能使染性心内膜炎的风险增大。

5.非细菌性血栓性心内膜炎

当内膜受损时,血小板聚集成微血栓和纤维蛋白原沉着,逐渐形成无菌性赘生物,成为致病菌定居的区域。

(二)外源性

(1)一过性菌血症:口腔科、泌尿科等外科手术,造成牙龈或黏膜创伤,致病菌在被损黏膜的表面繁殖,逐渐黏附到无菌性赘生物,致病菌定植后,迅速被血小板和纤维蛋白组成的保护膜覆盖,细菌进一步增殖,最终形成由纤维蛋白、血小板、白细胞、细菌簇等组成的赘生物。不仅发生于创伤过程中,还可发生在咀嚼、刷牙、穿耳洞等情况。

(2)细菌感染无菌性赘生物。

(3)人工瓣膜手术或其他心脏病手术:人造材料的置入等手术操作有可能造

成心脏血流层流变成局部涡流,损伤心内膜,有助于致病菌的沉积和黏附。

(4)院内感染:血管内导管检查、深静脉留置导管治疗等有创介入增多,使感染也相应增多,医疗相关性染性心内膜炎增加。

二、病理机制

急性感染性心内膜炎的发病机制尚不清楚,主要累及正常心瓣膜。亚急性感染性心内膜炎的病理机制如下:某些心脏病变、血液湍流、导管损伤、炎症,以及瓣膜退行性变,导致心内膜受损,形成非细菌性血栓性心内膜炎,瓣膜内皮损伤处聚集的血小板形成赘生物,病原微生物通过破损的皮肤和黏膜、吸毒者共用针头、不规范的拔牙操作、静脉置管等侵入性操作,进入血液,并随血液到达心内膜。菌血症时血液中的细菌黏附于赘生物并在其中迅速繁殖,促使血小板进一步聚集和纤维蛋白原进一步沉积,同时赘生物增大,赘生物局部破裂后,致病菌随血液循环到外周血管,或引起栓塞,或引起一过性菌血症刺激细胞和体液介导的免疫系统,或引起瓣膜穿孔等一系列临床症状。

第四节　诊　断

一、临床表现

感染性心内膜炎的临床表现多种多样,差异非常大,也缺乏一定的特异性,所以有时临床中早期容易漏诊。存在发热和栓塞的任何患者均应考虑感染性心内膜炎的可能。

(一)常见表现

感染性心内膜炎的常见表现主要是发热、心脏杂音、动脉栓塞、脾大、贫血等。

1.发热

发热是最常见的表现,多伴有寒战、食欲缺乏、消瘦等其他症状,以不规则热为最多,可为间歇热或弛张热,伴有畏寒和出汗,亦可仅有低热者,体温大多在37.5~39.0 ℃,也可高达40 ℃以上,3%~15%患者体温正常或低于正常,不明原因长期发热患者应考虑心内膜炎的可能。

2.心脏杂音

高达 85％ 的患者可闻及心脏杂音,以主动脉瓣关闭不全多见,但如果感染位于右侧心腔或心壁时可无杂音。25％ 的患者合并有栓塞,老年人因抵抗力差,表现出来的症状有时非常不典型。严重者可出现皮肤、黏膜的出血及瘀斑形成。往往是由于贫血,心动过速或其他血流动力学上的改变所致,约 15％ 患者开始时没有心脏杂音,而在治疗期间出现杂音,少数患者直至治疗后 2～3 个月才出现杂音,也可偶见治愈后多年一直无杂音出现者。在亚急性感染性心内膜炎中,右侧心瓣膜损害不常见,2/3 的右侧心脏的心内膜炎,特别是侵犯三尖瓣者,赘生物增殖于心室壁的心内膜,以及主动脉粥样硬化斑块上时,也可无杂音,但后者较罕见。

3.动脉栓塞

赘生物引起的动脉栓塞占 20～40％,可表现为脑、心脏、内脏和四肢缺血的表现。当引起肺动脉栓塞时,患者可突然出现咳嗽、呼吸困难、咯血或胸痛等症状;当引起了四肢动脉栓塞,会出现肢体明显发冷、麻木或疼痛等缺血表现;脑栓塞发生率为 15％～20％。

4.周围体征

(1)瘀斑瘀点:病程长者多见,以锁骨以上皮肤、口腔黏膜和睑结膜多见。

(2)Roth 斑:多见于亚急性感染性心内膜炎,为视网膜的卵圆形出血斑,中心呈白色。

(3)Osler 结节:多见于亚急性感染性心内膜炎,手指和趾垫出现豌豆大的红色或紫色痛性结节。

(4)詹韦损害:主要见于急性感染性心内膜炎,足掌或足底部见直径 1～4 mm 无痛性出血红斑。

(5)指和趾甲下线状出血、杵状指。

5.脾大

急性感染性心内膜炎少见,多见于病程长于 6 周的患者,占 10％～40％。

6.贫血

贫血主要见于亚急性感染性心内膜炎,多为轻、中度贫血,晚期患者为重度贫血,可见面色苍白、多汗。

7.其他非特异性的症状

其他非特异性的症状如食欲减退、体重减轻、倦怠、乏力、寒战、虚弱、恶心、呕吐和盗汗不常见,可能导致误诊为恶性肿瘤、胶原性血管疾病、结核或其他慢性消耗性疾病。

(二)并发症

感染性心内膜炎的并发症较多,急性期病情凶险,需住院治疗。

1.心力衰竭

心力衰竭是最常见的并发症,主动脉瓣受损者发生率最高,约为75%,二尖瓣受损和三尖瓣受损分别占50%和19%。

2.瓣膜穿孔

赘生物导致瓣膜破损、穿孔或断裂,血液反流,造成心力衰竭等。

3.形成血栓

在心脏内或瓣膜处可形成血栓,阻塞心脏血管,引起心肌梗死,出现胸痛症状等;脱落的血栓或菌栓随着血流流向身体其他部位,导致大脑血管阻塞,引起脑梗死,出现肢体麻木、瘫痪、意识改变等症状;脾脏血管阻塞,引起脾梗死,出现剧烈腹痛症状。脑卒中约占35%,包括脑梗死和脑出血。

4.心肌脓肿和迁移性脓肿

心肌脓肿可发生在瓣周组织,特别是主动脉环多见,迁移性脓肿多发生在肝、脾、骨髓和神经系统。

5.感染性休克

感染性休克严重时可危及患者生命。

6.肾损害

肾损害包括肾动脉栓塞、肾梗死、慢性肾小球肾炎和肾脓肿。

7.神经系统受累

15%～30%的患者有神经系统受累表现,如脑出血、中毒性脑病、化脓性脑膜炎等。

二、辅助检查

超声心动图检查发现心内赘生物和血培养阳性是诊断染性心内膜炎的基础,当诊断不明确甚至不支持但临床仍高度怀疑时,需重复进行血培养和超声心动图检查。

(一)血培养

血培养阳性是极为重要的诊断依据,为提高诊断率,凡有器质性心脏病的患者,未查明原因而发热1周以上,均应做血培养。2次血培养培养阳性:在无原发灶时,培养出典型的病原体,包括草绿色链球菌、牛链球菌、HACEK群(嗜血杆菌属、放线杆菌属、心杆菌属、艾肯菌属、金杆菌属)、金黄色葡萄球菌、社区获得性肠球菌。贝纳特氏立克次体培养阳性或 1 相抗体免疫球蛋白 G 滴度 ≥1∶800。有时细菌检出率并不高,这可能与患者在入院前接受抗生素治疗,人为地造成细菌检出率降低有关,对疑似感染性心内膜炎患者应在 24~48 小时内采血 3~4 次进行培养,对急性患者应 1~2 小时内采 2~3 次血培养标本后开始治疗。

(二)超声心电图检查

赘生物是感染性心内膜炎的特异性表现,超声对其检出有很高特异性。经胸超声心动图、经食管超声心动图发现赘生物、瓣周脓肿、人造瓣膜的断裂、新发瓣膜反流,可协助诊断染性心内膜炎。经胸超声心动图可检测出 50%~75% 的心脏赘生物,经食管超声心动图可检测出 <5 mm 的赘生物,敏感性高达 95% 以上。超声心动图还应用于染性心内膜炎的随访、术中和术后,当超声心动图未检测出赘生物时,不能排除染性心内膜炎。

(三)实验室检查

实验室检查常见亚急性正色素性正细胞性贫血,C 反应蛋白和红细胞沉降率增快、白细胞计数正常或升高、镜下血尿、轻度蛋白尿。80% 的患者出现循环免疫复合物,病程 6 周以上的 50% 亚急性患者可发现类风湿因子阳性,25% 的患者可出现高丙种球蛋白血症。

(四)心电图

心电图偶见急性心肌梗死或房室传导阻滞。

(五)X 线检查

X 线检查可发现肺部多处小片浸润型阴影、主动脉增宽等。

第五节 治 疗

一、辨证论治

感染性心内膜炎的临床表现与病程演变规律,与中医学温病学说的卫气营血体系极为相似,所以在辨证分期方面以卫气营血的辨证为纲,以发热、脉象、斑疹的辨别为目。病程多为正虚与邪实并见,所以祛邪与扶正要贯穿始终。

(一)热袭卫表

1.症状

发热、微恶风寒,少汗或无汗,胸闷,心悸,咳嗽,痰黏或黄,口渴不饮,咽喉肿痛,小便短赤,头身疼痛,舌尖红,苔薄黄,脉浮数。

2.治法

疏风泄热、辛凉解表。

3.方药

银翘散加减。方中重用银花甘寒芳香,清热解毒,辟秽祛浊,连翘苦寒,清热解毒,轻宣透表,共为君药;薄荷辛凉,发汗解肌,除风热而清头目,荆芥、豆豉虽属辛温之品,但温而不燥,与薄荷相配,辛散表邪,共为臣药;牛蒡子、桔梗、甘草宣肺祛痰,解毒利咽,竹叶、芦根甘寒轻清,透热生津,均为佐药;甘草并能调和诸药,以为使。合而用之,共成疏散风热,清热解毒之剂。头痛者,加白芷、菊花;咳嗽痰多者,加杏仁、瓜蒌皮;口渴者,加天花粉;喉肿咽痛者,加马勃、玄参;胸膈闷者,加藿香、郁金。

(二)气分热盛

1.症状

高热,汗出不退,不恶寒,反恶热,心悸,胸闷,口渴,口苦,小便黄赤,或胸痛气急,不能平卧,或腹满胀痛,或惊厥抽搐,舌红,苔黄燥,脉滑数或洪。

2.治法

清泄里热。

3.方药

白虎加人参汤。生石膏辛甘大寒,功专清肺胃之热邪,既可清阳明之内热,又能滋养肺阴,与少阴肾经之知母相配,既可泻无根之肾火,宣气分之郁热,又可养阴生津;知母之辛苦寒凉,下则润肾燥以滋阴,上则清肺金而泻火;粳米生胃津益胃气;甘草和胃养阴;人参益气生津,协同白虎诸药化其燥热。胃逆作呕者,加竹叶;不欲饮食者,加山药;牙龈疼痛者,加生地。

(三)邪热入营

1.症状

发热不退,身热夜甚、心悸气短,夜寐不安,汗多尿少,斑疹隐隐,或咯血,甚则神昏谵语,如逆传心包,可见神志昏迷,舌绛红,脉细数。

2.治法

清营透热,益气扶正。

3.方药

清营汤合生脉散加减。水牛角苦咸、性寒,清热凉血解毒,寒而不遏,且能散瘀,生地凉血滋阴,麦冬清热养阴生津,玄参长于滋阴降火解毒,银花、连翘清热解毒,轻宣透邪,使营分之邪透出气分而解,竹叶、黄连清心泻火,丹参清心,凉血活血,助君清热凉血,且防热瘀血结。发斑、吐血者,用黄芩、墨旱莲、藕节;神昏谵语者,用安宫牛黄丸。

(四)气血两燔

1.症状

大热心烦,口渴喜冷饮,头痛如劈,吐衄发斑,心悸胸闷,四肢抽搐,神昏谵语,狂躁,吐衄发斑,舌绛起刺,脉沉细而数或浮大而数。

2.治法

清热解毒,两清气血。

3.方药

清瘟败毒饮加减。本方将白虎汤、犀角地黄汤、黄连解毒汤三方化裁合为一方,白虎汤清阳明经大热,犀角地黄汤清阴凉血,黄连解毒汤泻火解毒,加上竹叶清心利尿,桔梗、连翘载药上行,共奏清热解毒、气血两清之功。大便不通者,加生大黄;胸膈满闷者,加枳壳;抽搐不止者,加紫雪。

(五)热入血分

1.症状

高热烦渴,发热夜甚,躁扰昏狂,吐血、衄血,发斑,甚至溲血、便血,或欲漱水不欲咽,或少腹急结,或心悸,舌绛紫起刺,苔白干,脉沉数有力。

2.治法

清热凉血,活血散瘀。

3.方药

犀角地黄汤加减。水牛角苦咸寒,清心凉血解毒;生地黄苦寒而甘,滋阴凉血,清热生津,助水牛角凉血止血,赤芍、牡丹皮清热凉血,活血散瘀,诸药合用,共奏清热凉血,活血散瘀之功。口干较重者,加天花粉、知母;精神倦怠、形体消瘦者,加醋鳖甲(先煎)、北沙参;郁怒而肝火旺者,加柴胡、黄芩。

二、常用中成药

(一)维C银翘片

维C银翘片由银翘散加马来酸氯苯那敏、对乙酰氨基酚、维生素C等成分构成,具有疏风解表,清热解毒的作用,可用于感染性心内膜炎的热袭卫表阶段。口服,每次2片,3次/天。

(二)血必净注射液

血必净注射液由红花、丹参、赤芍、川芎、当归5味中药组成,具有抗凝、抗血小板聚集的作用,可以扩张心脑血管,改善微循环,在不同关键环节阻断和降低脓毒症和多器官功能障碍综合征的发生。每次50～100 mL,2次/天。

(三)穿心莲注射液

穿心莲注射液主要由穿心莲组成,具有抗病毒、保护心脏的作用。每次2～4 mL,3次/天。

(四)柴胡注射液

柴胡注射液由柴胡组成,通过刺激肾上腺,促进肾上腺皮质合成,分泌糖皮质激素来发挥抗炎作用,同时对溶血性金黄色葡萄球菌、链球菌、霍乱弧菌、钩端螺旋和结核分枝杆菌有一定的抑制作用。每次2～4 mL,1～2次/天。

(五)炎琥宁注射液

炎琥宁注射液联合头孢曲松钠治疗急性感染性心内膜炎疗效较好,具有镇静、退热功效,且可抑制毛细血管通透性、增加垂体前叶对乙酰胆碱合成能力,达到减慢心率、扩张外周血管等作用。每次40～80 mg,1～2次/天。

三、抗生素治疗

(一)应用原则

病原体隐藏于赘生物中,而赘生物内无血液循环,机体免疫和抗生素均难以发挥作用,而且病原体不同,抗生素的敏感性不同。因此,抗生素的使用应当坚持以下原则。

1.尽早给予

使用抗生素越早越好,及时控制感染,能够显著降低病死率,改善预后。但在使用抗生素前抽取足够的血液样本,根据病情轻重推迟使用抗生素4小时或更长时间(1～2天),并不影响其治愈率和预后。而明确病原体,更有利于使用有效的抗生素治愈染性心内膜炎。

2.选药合理

以血培养和药敏结果选用。在未得到血培养结果或结果阴性时,如果为急性染性心内膜炎或静脉药物成瘾者,应选用对金黄色葡萄球菌、链球菌,以及革兰阴性杆菌均有效的广谱抗生素治疗,通常状况下可选用青霉素、氨苄西林、头孢曲松或万古霉素,并常合用1种氨基糖苷类抗生素。青霉素类、头孢菌素等杀菌药能穿透血小板纤维素的赘生物基质,根治瓣膜感染、减少复发的危险。当青霉素类抗生素耐药或过敏时,可选用头孢菌素、万古霉素等抗生素治疗。亚急性染性心内膜炎者应选用包括链球菌在内的对大多数细菌有效的抗生素,主张使用广谱抗生素或联用抗生素。

当病原微生物明确后,应根据药敏试验结果选择最有效的抗生素。关于细菌培养阴性的晚期左心人工瓣膜心内膜炎,应选用万古霉素和庆大霉素,早期左心人工瓣膜心内膜炎应加用头孢曲松来应对 HACEK 菌群。左心人工瓣膜心内膜炎的赘生物较自体瓣膜心内膜炎者大,抗生素疗程应长于自体瓣膜心内膜炎。由凝固酶阴性葡萄球菌所致的左心人工瓣膜心内膜炎中,推荐使用包括利福平在内的三联疗法,万古霉素和利福平联合使用6周,并在疗程的最后2周联合使用庆大霉素。真菌感染时,选用两性霉素 B 或氟康唑治疗。

3.静脉用药

常采用分次静脉用药,以保证抗生素的有效浓度,确保疗效。

4.使用足量

有条件时可在试管内测定患者血浆中抗生素的最小杀菌浓度,一般在给药后1小时抽血,然后按照杀菌药的血浆稀释水平至少1∶8时测定的最小杀菌浓度给予抗生素。

5.联合用药

抑菌药和杀菌药的联合应用有时可获得良好的疗效,疗效取决于致病菌对抗生素的敏感性。若血培养阳性,可根据药敏试验选择联合用药。

6.疗程要长

研究证明,抗生素治疗4~6周,可使染性心内膜炎的病死率降低30%~50%。如果血培养继续阳性或有并发症者,疗程可延长至8周以上,但要注意二重感染的可能。即使选择外科手术治疗,手术前后使用有效的抗生素也可以最大限度地减少感染的扩散。

(二)经验性治疗

1.自体瓣膜心内膜炎临床表现不严重

自体瓣膜心内膜炎临床表现不严重时,首选阿莫西林(每次 2 g,每 4 小时 1 次,静脉滴注)和庆大霉素或其他抗生素。如果病情稳定,最好等待血培养结果。对肠球菌和 HACEK 菌属,阿莫西林的疗效好于苄星青霉素。如果青霉素过敏改用庆大霉素,庆大霉素用法为 1 mg/kg、静脉滴注。

2.自体瓣膜心内膜炎临床表现为严重的脓毒血症

自体瓣膜心内膜炎临床表现为严重的脓毒血症(无肠球菌、铜绿假单胞菌属致病的危险因素),首选万古霉素和庆大霉素(1 mg/kg,每 12 小时 1 次,静脉滴注)。在脓毒血症时,葡萄球菌(包括耐甲氧西林葡萄球菌)应当被抗生素覆盖。若万古霉素过敏,可用达托霉素(6 mg/kg,每天 1 次,静脉滴注)替代治疗。如有中毒性或急性肾损伤,用环丙沙星替代治疗。

3.自体瓣膜心内膜炎临床表现为严重的脓毒血症和有多重耐药的肠球菌、铜绿假单胞菌致病的危险因素

自体瓣膜心内膜炎临床表现为严重的脓毒血症和有多重耐药的肠球菌、铜绿假单胞菌致病的危险因素,首选万古霉素和美罗培南(每次 2 g,每 8 小时1 次,静脉滴注)。抗生素能够覆盖葡萄球菌(包括耐甲氧西林葡萄球菌)、链球菌、肠球菌、HACEK 属、肠球菌、铜绿假单胞菌。

4.人工瓣膜心内膜炎

人工瓣膜心内膜炎患者在等待血培养结果或血培养结果阴性时,选择万古霉素(每次 1 g,每 12 小时 1 次,静脉滴注),庆大霉素(1 mg/kg,每 12 小时 1 次,静脉滴注)和利福平(300～600 mg,每 12 小时 1 次,口服或静脉滴注)。

(三)不同菌种的抗感染治疗

1.金黄色葡萄球菌性染性心内膜炎

金黄色葡萄球菌性染性心内膜炎患者若为非耐青霉素酶的菌株,仍选用青霉素 G 1 000 万～2 000 万 U/d,并联用庆大霉素 12 万～24 万 U/d 治疗。耐青霉素霉菌株可选用第一代头孢菌素类和抗青霉素酶的青霉素如苯唑西林等。甲氧西林耐药菌株所致者应选用万古霉素、利福平,以及磷霉素联合治疗,万古霉素无效时应改为替考拉宁。

2.溶血性链球菌性染性心内膜炎

溶血性链球菌对青霉素耐药率明显升高,对青霉素敏感的溶血性链球菌可

选用青霉素或头孢曲松,对青霉素敏感性差者合用氨基糖苷类抗生素,如庆大霉素 12 万~24 万 U/d,或妥布霉素 3~5 mg/(kg·d)。对青霉素过敏的患者可用红霉素、万古霉素或第一代头孢菌素。

3.肠球菌性染性心内膜炎

肠球菌性染性心内膜炎对青霉素 G 的敏感性较差,宜首选氨苄西林 6~12 g/d或万古霉素和氨基糖苷类抗生素联用,疗程 6 周。对万古霉素耐药菌株,可选用替考拉宁。奎奴普丁、达福普丁、利奈唑胺、达托霉素对多重耐药肠球菌的疗效尚未完全明确,不作为首选。

4.革兰阴性杆菌染性心内膜炎

革兰阴性杆菌染性心内膜炎较少见,但病死率较高,一般以 β-内酰胺类和氨基糖苷类抗生素联用。可根据药敏选用第三代头孢菌素,如头孢哌酮 4~8 g/d、头孢噻肟 6~12 g/d、头孢曲松 2~4 g/d。

5.铜绿假单胞菌性染性心内膜炎

铜绿假单胞菌性染性心内膜炎可选用妥布霉素 8 mg/(k·d),肌内注射或静脉注射,每天 1 次,保持峰浓度、谷浓度分别为 15~20 μg/mL 和≤2 μg/mL,并联用足量的广谱青霉素,如哌拉西林、替卡西林、阿洛西林、头孢他啶、头孢噻肟或亚胺培南,至少 6~8 周。

6.沙雷菌属性染性心内膜炎

沙雷菌属性染性心内膜炎一般应用第三代头孢菌素加氨基糖苷类抗生素。厌氧菌可用 0.5%甲硝唑 1.5~2.0 g/d,分 3 次静脉滴注;或头孢西丁 4~8 g/d;也可选头孢哌酮,但其对厌氧菌中的弱拟杆菌无效。

7.肺炎链球菌性染性心内膜炎

肺炎链球菌性染性心内膜炎青霉素最小抑菌浓度≤1.0,可使用青霉素 400 万U,每 4 小时 1 次,头孢曲松 2 g/d 或头孢噻肟 2 g/d,分 2 次静脉滴注。青霉素最小抑菌浓度≥2.0,应当选用万古霉素。在确定菌株对青霉素的敏感性之前,治疗药物应包括万古霉素和头孢曲松。

8.真菌性染性心内膜炎

真菌性染性心内膜炎病死率高达 80%~100%,药物治愈相当罕见,应在抗真菌治疗期间早期手术切除受累的瓣膜组织,尤其是真菌性的人工瓣膜心内膜炎,并且术后继续使用抗真菌药物方有治愈的机会。首选两性霉素 B,初始 0.1 mg/(k·d),逐步增加至 1 mg/(kg·d),总剂量 1.5~3.0 g,两性霉素 B 毒性大,可引起发热、头痛、显著的胃肠反应、局部血栓性静脉炎、肾功能损害,以及神经精神方面的改变。氟康唑和氟胞嘧啶毒性相对较低,单独使用仅有抑菌作用,如与两性霉素 B 合用,可增强杀菌效果,同时可减少两性霉素 B 的用量,降低不良反应的发生。氟康唑用量为 $200\sim400$ mg/d。

9.立克次体性染性心内膜炎

立克次体性染性心内膜炎可选用四环素 2 g/d 静脉滴注,治疗 6 周。对临床高度怀疑立克次体性染性心内膜炎而反复血培养阴性者,可经验性按肠球菌和金黄色葡萄球菌抗感染治疗,选用大剂量的青霉素和氨基糖苷类抗生素治疗 2 周。同时,通过血培养和血液学检查,除外真菌、支原体感染。

四、营养支持治疗

患者卧床休息,给予高热量易消化的饮食,维持水、电解质平衡和酸碱平衡,补充维生素,根据病情采用少量多次输血或输注新鲜血浆以增强机体抵抗力。

五、抗凝治疗

发生肺栓塞或深静脉血栓形成时,可短期使用华法林抗凝治疗,维持国际标准化比值在 $2\sim3$。

六、手术治疗

(一)适应证

左心瓣膜染性心内膜炎累及二尖瓣者占 $50\%\sim56\%$,累及主动脉瓣者占 $35\%\sim49\%$,同时累及以上 2 个瓣膜者约占 15%,大约 1/2 的染性心内膜炎患者由于存在严重并发症需手术治疗。活跃期,即患者仍在接受抗生素治疗期间,早期手术指征是心力衰竭、感染无法控制,以及预防栓塞事件。活跃期接受手术治疗存在显著的风险,年龄本身不是禁忌证。

1.心力衰竭

心力衰竭是多数患者的手术适应证,并且是亚急诊手术的首要适应证。严重的主动脉瓣或二尖瓣关闭不全、心内瘘管,以及赘生物造成瓣膜梗阻,严重急性主动脉瓣或二尖瓣关闭不全虽无临床心力衰竭表现,但超声心动图检查提示左心室舒张末期压力升高、左心房压力升高或中到重度肺动脉高压,均有手术适应证。

2.感染无法控制

持续性感染(超过 7 天)、耐药菌住所致感染,以及局部感染失控是第二类常见的手术原因。

3.体循环的预防

大部分栓塞发生在患者入院前,很难避免。抗生素治疗的第 1 周是栓塞发生风险的最高时期,行外科手术治疗来预防栓塞的发生获益最大。虽然赘生物体积与栓塞的风险直接相关,但在决定是否尽早手术时需全面考虑以下因素。是否存在陈旧栓塞、染性心内膜炎的其他并发症、赘生物大小及活动度、保守外科治疗的可能性、抗生素治疗的持续时间。应权衡外科手术治疗的获益与风险,并个体化评价患者的一般状况及并发症。

(二)手术病死率、致残率及术后并发症

染性心内膜炎的手术病死率在 5%～15%。抗生素治疗 1 周以内行手术治疗的患者,院内病死率为 15%,再发感染的发生率为 12%,术后瓣膜功能障碍发生率为 7%。病变仅局限于瓣膜结构,术中可完整清除感染组织的患者,手术病死率与常规瓣膜手术接近。二尖瓣成形术死亡率低至 2.3%,术后远期再感染率仅为 1.8%,明显优于二尖瓣置换。导致死亡的原因主要是多器官功能衰竭、心力衰竭、难治性败血症、凝血障碍、脑卒中。

术后常见的急性并发症:需应用补充凝血因子治疗的凝血障碍、因出血或心脏压塞导致的二次开胸、需要血液透析的急性肾衰竭、脑卒中、低心排综合征、肺炎、因切除主动脉根部脓肿导致房室传导阻滞需行起搏器置入。术前心电图显示左束支传导阻滞的,术后常需要置入埋藏起搏器。

参 考 文 献

[1] 王阶.心血管病证候学研究[M].北京:人民卫生出版社,2023.

[2] 王均强.心血管内科疾病诊疗[M].北京:中医古籍出版社,2022.

[3] 姜志胜.心血管病理生理学[M].北京:人民卫生出版社,2020.

[4] 刘燕.新编心血管内科诊治学[M].郑州:河南大学出版社,2019.

[5] 刘春霞,郑萍,陈艳芳.心血管系统疾病[M].北京:人民卫生出版社,2020.

[6] 蔡晓倩,郭希伟,苗强,等.心血管病学基础与临床[M].青岛:中国海洋大学
出版社,2021.

[7] 刘玉庆.临床内科与心血管疾病诊疗[M].北京:科学技术文献出版社,2019.

[8] 董雪花,应文琪,郭希伟.心血管病基础与临床[M].青岛:中国海洋大学出版
社,2020.

[9] 尹立雪,左明良.心血管超声疑难病例解析[M].北京:科学技术文献出版
社,2023.

[10] 毛定飚,王锡明,李铭.心血管 CT[M].上海:上海交通大学出版社,2023.

[11] 张健.心血管疾病的诊断与治疗[M].北京:北京工业大学出版社,2020.

[12] 罗俊.心血管疾病诊疗[M].武汉:湖北科学技术出版社,2022.

[13] 吕志达.临床中医心血管疾病诊疗思维「M].长春:吉林科学技术出版
社,2020.

[14] 袁鹏.常见心血管内科疾病的诊断与防治[M].郑州:河南大学出版社,2021.

[15] 赵洁.临床常见心血管疾病检查与治疗[M].上海:上海交通大学出版
社,2023.

[16] 梁慧芬.MMS 心血管疾病用药指南[M].合肥:安徽大学出版社,2023.

[17] 韩英.心血管疾病诊疗进展[M].沈阳:辽宁科学技术出版社,2021.

[18] 黄飞,赵渊.心血管内科常见病的沟通与技巧[M].昆明:云南科技出版

社,2021.

[19] 张莹莹.实用心血管内科疾病诊疗精要[M].昆明:云南科技出版社,2021.

[20] 贾辛未,陈春红,王占启,等.心血管内科疑难病例诊疗解析[M].郑州:河南科学技术出版社,2023.

[21] 张红梅,刘娜,李翔,等.心血管疾病与心电图检查[M].哈尔滨:黑龙江科学技术出版社,2022.

[22] 郭涛.聚焦心血管:2021[M].昆明:云南科技出版社,2021.

[23] 刘忠诚,孟庆燕,亓英姿,等.心血管常见病诊断与治疗[M].上海:上海科学普及出版社,2022.

[24] 马术魁.心血管疾病临床诊疗[M].长春:吉林科学技术出版社,2020.

[25] 刘莉.心血管内科疾病护理与健康指导[M].成都:四川科学技术出版社,2022.

[26] 潘慧.临床心血管内科疾病诊疗新进展[M].福州:福建科学技术出版社,2019.

[27] 李唯嘉,荣书玲,李保.坏死性凋亡经典通路在心血管疾病中的研究进展[J].中西医结合心脑血管病杂志,2023,21(19):3562-3566.

[28] 唐超,赵立志,罗钢.中药调节肠道菌群对心血管疾病作用研究进展[J].中国中医药现代远程教育,2023,21(21):201-203.

[29] 段厚永.冠心病经皮冠状动脉介入应用银杏酮酯滴丸临床观察[J].实用中医药杂志,2023,39(9):1801-1803.

[30] 钱倩倩,程自平,吴敏,等.冠心病伴高血压患者经皮冠状动脉介入治疗术后服用沙库巴曲缬沙坦钠的临床疗效[J].中国临床保健杂志,2023,26(4):550-555.

[31] 霍勇,郑博,刘耀琨.冠心病介入诊疗最新临床研究进展[J].临床心血管病杂志,2023,39(5):327-331.